前列腺癌的
防治与康复

曾晓勇○主编

U0276529

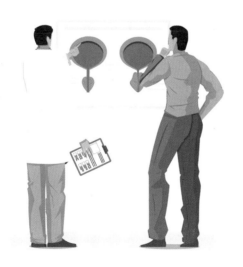

长江出版传媒
湖北科学技术出版社

图书在版编目（CIP）数据

前列腺癌的防治与康复 / 曾晓勇主编 . —武汉：湖北
科学技术出版社 , 2023.8

ISBN 978-7-5706-2519-2

Ⅰ . ①前… Ⅱ . ①曾… Ⅲ . ①前列腺疾病－癌－
防治 ②前列腺疾病－癌－康复 Ⅳ . ① R737.25

中国国家版本馆 CIP 数据核字（2023）第 069441 号

前列腺癌的防治与康复
QIANLIEXIAN'AI DE FANGZHI YU KANGFU

策　　划：冯友仁		责任编辑：张荔菲	
责任校对：童桂清		封面设计：张子容	

出版发行：湖北科学技术出版社
地　　址：武汉市雄楚大街 268 号（湖北出版文化城 B 座 13—14 层）
电　　话：027-87679468　　　　　　　　邮　　编：430070

印　　刷：武汉科源印刷设计有限公司　　　　邮　　编：430299

880×1230　　　　1/32　　　　　3.75 印张　　　　110 千字
2023 年 8 月第 1 版　　　　　　　2023 年 8 月第 1 次印刷
定　　价：35.00 元

《前列腺癌的防治与康复》

编 委 会

主　　编　曾晓勇

副 主 编　陈瑞宝　詹　鹰　王　晶　李　星

编　　委（按姓氏拼音排序）

陈瑞宝　陈　文　范铃娟　李书荣

李　星　刘　丽　汪　静　王　芳

王　晶　王桎仙　姚莎莎　尹懿胜

曾晓勇　詹　鹰　周　辉　朱云鹏

编写秘书　李　星　占立君

绘　　图　曾静薇

前言

　　近年来，前列腺癌在国内的发病率急剧升高，人口老龄化、人们生活方式的改变和前列腺癌早期筛查的推广可能是导致这种现象的主要原因。随着微创技术的进步、外科医生经验的积累、新药和新方法的不断涌现，前列腺癌的诊断、治疗及康复的技术已大有改观。例如，对于局部晚期的高危患者，传统的治疗方法是给予保守治疗，如切除睾丸或药物去势治疗。这类方法虽然简单且早期有效，但结局难免是病情进入雄激素抵抗阶段而导致治疗失败。如今，微创的前列腺癌根治术加上扩大淋巴结清扫可帮助大部分患者获得治愈的机会，彻底摆脱这一疾病的纠缠，并使患者拥有几乎完全正常的生活质量。诸如此类的前列腺癌相关医学进步近年来还有很多。

　　本书的编写目的就是将近年来前列腺癌临床实践的巨大变革和进步，用简明扼要、图文并茂、通俗易懂的方式向患者及非前列腺癌专业的医学界人士详细介绍，内容包括疾病的早期筛查、诊断、手术治疗、药物治疗乃至术后管理、康复等一系列疾病全程各个节点的最新技术现状。内容大部分为临床已经成熟的技术和理念，也包含少量日臻完善的技术新突破，不仅包括国内外权威指南的推荐内容，也包含作者团队多年来潜心前列腺癌诊疗实践的成熟经验和体会。写作形式上，力求用最简单、最易懂的语言去讲述复杂、晦涩的技术细节和难点，做到通俗易懂，兼具专业性和可读性。在确保高质量的前提下，将复杂、困难的技术问题简单化、标准化也是临床外科工作重要的追求目标之一。

　　本书作为科普读物可以解答前列腺癌患者及其家属的绝大部分疑惑，使他们在具有战胜疾病信心的同时，拥有和专业人士几乎一样的理论武器，这对患者获得最优的治疗效果和更好的生活质量是十分重要的。

最后，感谢所有参与编写的专家和研究生的辛勤付出，我们不但在一起合作完成高质量的前列腺癌手术和患者管理，也一起集思广益，结合理论和实践，充满科学与人文的情怀、热情而严谨地完成了这一科普著作。也特别感谢湖北科学技术出版社的编审和编辑老师们，一如既往地支持我们团队的科学普及和专业写作工作。

曾晓勇

华中科技大学同济医学院附属同济医院

2022 年壬寅春节

目 录

第一章

前列腺和前列腺癌的基础知识

第一节　初识前列腺

从外观上看，正常青年男性的前列腺的形态和大小类似于一个成熟的底朝上、尖朝下的栗子。上端较宽大，称为前列腺底；下端较尖细，称为前列腺尖；前列腺底与前列腺尖之间的部分称为前列腺体。

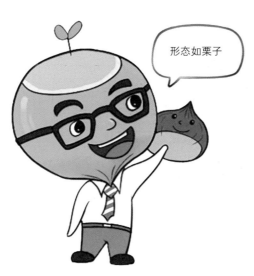

形态如栗子

前列腺的大致外形

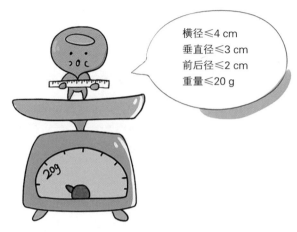

横径≤4 cm
垂直径≤3 cm
前后径≤2 cm
重量≤20 g

正常前列腺的大致体积和重量

前列腺位于盆腔深部，与膀胱、精囊、直肠、尿道等诸多器官关系密切。前列腺的前方为耻骨联合，后方为直肠，因此经直肠指诊可触及前列腺，了解前列腺的体积、质地和有无结节等情况。

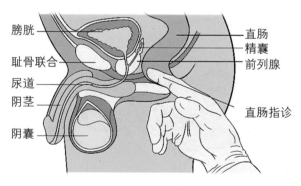

膀胱　　　　　　　　　　　　直肠
　　　　　　　　　　　　　　精囊
耻骨联合　　　　　　　　　　前列腺
尿道
阴茎
　　　　　　　　　　　　　直肠指诊
阴囊

前列腺与周围器官的毗邻关系

前列腺的上方是膀胱，前列腺的后方紧挨着膀胱处有精囊。精囊与输精管汇合成射精管，射精管穿入前列腺，开口位于尿道前列腺部。

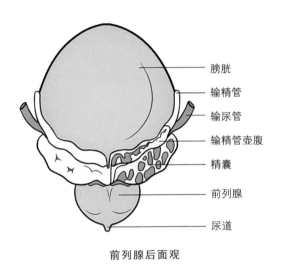

前列腺后面观

　　尿道起自膀胱，从前列腺底的中间穿过，由前列腺尖穿出，这一段尿道称为尿道前列腺部。由于前列腺紧挨着膀胱，且尿道从前列腺中间穿过，因此前列腺是控制膀胱排尿的重要"阀门"。

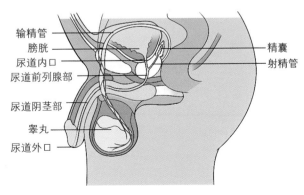

前列腺与周围组织器官的毗邻关系

这个"阀门"在受到前列腺增生或前列腺肿瘤的压迫而无法有效打开时，就会造成排尿困难；而这个"阀门"如果因手术等原因被严重破坏，无法有效控制排尿时，就可能造成尿失禁。

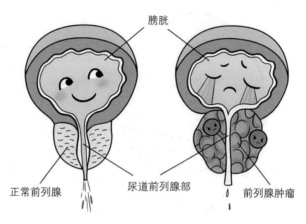

正常尿道通畅　　　　前列腺肿瘤压迫尿道

前列腺与尿道

在组织学上，正常前列腺主要由腺体组织和平滑肌组织构成。腺体组织可以分为外周带（体积约占 70%）、移行带（体积约占5%）、中央带（体积约占 25%）。外周带是前列腺癌的高发部位，约70%的前列腺癌来源于外周带，只有约 30%来源于移行带及中央带。良性前列腺增生大多起源于移行带及尿道周围腺体。

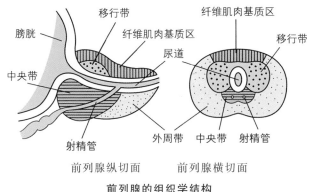

前列腺纵切面　　前列腺横切面

前列腺的组织学结构

良性前列腺增生的发病率随着年龄的增长而升高，一般发生于40 岁以后，是引起中老年男性排尿障碍的常见原因。

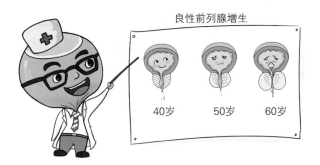

良性前列腺增生与年龄的关系

作为男性生殖系统附属腺体，前列腺的主要功能是分泌前列腺液。前列腺液富含酶、蛋白质和矿物质等，是精液的重要组成部分，有助于保护和滋养精子。同时，由于前列腺与精囊、输精管、射精管、性神经的关系密切，该部位手术后可能引起性功能障碍及射精异常。

前列腺的生长主要受到雄激素的精细调节，由下丘脑分泌的促性腺激素释放激素调控垂体分泌促卵泡激素、黄体生成素、催乳素、促肾上腺皮质激素。这些激素通过影响睾丸、肾上腺等靶器官的雄激素分泌，从而调控前列腺的生长。

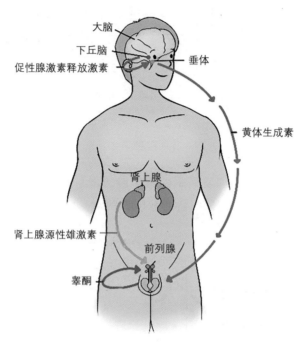

内分泌系统的多种激素调节前列腺的生长

第二节　了解前列腺癌

前列腺癌是一种原发于前列腺上皮细胞的恶性肿瘤。相较于其他恶性肿瘤，前列腺癌有其一系列独特之处。

第一，发病率高。前列腺癌早已成为欧美男性发病率最高的恶性肿瘤。在中国，其发病率位列男性癌症的第 6 位，成为男性最常见的泌尿生殖系统肿瘤。2020 年全球男性前 10 位癌症数据统计和

2020 年中国男性前 10 位癌症数据统计见表 1-1 和表 1-2。

表 1-1 2020 年全球男性前 10 位癌症数据统计

癌症名称	发病例数（万）	占比（%）	粗发病率（/10 万）
全部癌症	1006.5	100	—
肺癌	143.6	14.3	36.5
前列腺癌	141.4	14.0	36.0
结直肠癌	106.6	10.6	27.1
胃癌	72.0	7.2	18.3
肝癌	63.2	6.3	16.1
膀胱癌	44.1	4.4	11.2
食管癌	41.8	4.2	10.6
非霍奇金淋巴瘤	30.4	3.0	7.7
肾癌	27.1	2.7	6.9
白血病	27.0	2.7	6.9

表 1-2 2020 年中国男性前 10 位癌症数据统计

癌症名称	发病例数（万）	占中国癌症病例数比（%）	占全球该类癌症病例数比（%）	粗发病率（/10 万）
全部癌症	247.6	100	—	—
肺癌	53.9	21.8	37.5	72.7
胃癌	33.2	13.4	46.1	44.7
结直肠癌	31.9	12.9	29.9	43.1

癌症名称	发病例数（万）	占中国癌症病例数比（%）	占全球该类癌症病例数比（%）	粗发病率（/10万）
肝癌	30.3	12.2	47.9	40.8
食管癌	22.3	9.0	53.3	30.1
前列腺癌	11.5	4.6	8.1	15.6
胰腺癌	7.0	2.8	26.8	9.5
膀胱癌	6.6	2.7	15.0	8.9
甲状腺癌	5.3	2.1	38.9	7.2
非霍奇金淋巴瘤	5.3	2.1	17.4	6.8

第二，潜伏很深，进展较慢。前列腺癌是相对"惰性"的恶性肿瘤，与胰腺癌、肺癌等来势汹汹的癌症相比，很多患者的前列腺癌较为"懒惰"，生长相对缓慢，可以多年不影响患者的正常生活。因此，绝大部分前列腺癌早期患者可无任何临床症状。随着肿瘤的生长，增大的肿瘤压迫尿道，才逐渐出现下尿路梗阻症状，如尿频、尿急、夜尿增多、排尿困难等，而这些症状与良性前列腺增生的表现类似，容易导致漏诊、误诊，从而错过最佳治疗时机。

但前列腺癌细胞并不总是老老实实地待着，部分"激进分子"会离开前列腺，通过直接蔓延、淋巴道转移、血液循环转移等途径去"攻城略地"，侵犯膀胱颈、精囊，转移到盆腔淋巴结、骨盆、脊柱等处"安营扎寨"，甚至转移到远处内脏器官。此时患者可因骨痛、尿潴留、脊髓压迫等症状就诊，但疾病已发展至晚期，导致患者丧失手术机会。

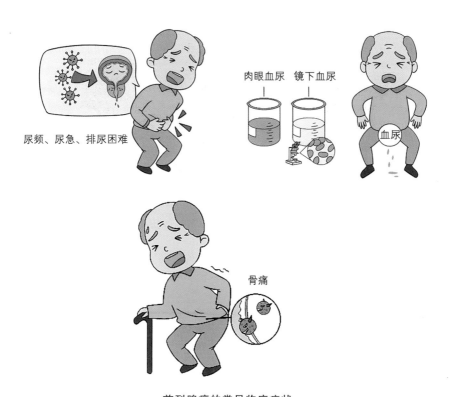

尿频、尿急、排尿困难

肉眼血尿 镜下血尿

血尿

骨痛

前列腺癌的常见临床症状

第三，雄激素依赖。不管是正常的前列腺生长发育，还是前列腺癌细胞的生长和转移，都与雄激素的促进作用密切相关。雄激素信号可以说是前列腺癌的"传令兵"和"粮草供应部队"，因此，利用促性腺激素释放激素类似物、抗雄激素类药、雌激素等阻断雄激素信号是前列腺癌的重要治疗策略。阻断了雄激素信号，前列腺癌细胞就会出现生长抑制，甚至凋亡、坏死。遗憾的是，部分前列腺癌细胞仍会"垂死挣扎"，它们会进化出不依赖雄激素也能够生存的技能，从而导致后续治疗失效，最终疾病发展为去势抵抗性前列腺癌。

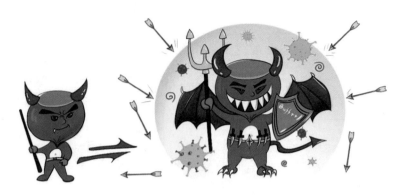

激素敏感性前列腺癌 ➡️ 去势抵抗性前列腺癌

激素敏感性前列腺癌发展为去势抵抗性前列腺癌

第四，骨转移多见。前列腺癌可经多种途径进行远处转移。①直接蔓延：癌细胞突破包膜后可向周围扩散蔓延，侵犯精囊、膀胱、输精管、盆壁等邻近组织结构。②淋巴道转移：癌细胞可经淋巴道转移至远处淋巴结。③血液循环转移：癌细胞进入血管后，可随着血液循环转移至全身器官。最常见的器官是骨，例如骨盆、椎骨等。前列腺癌是最容易发生骨转移的恶性肿瘤之一，这可能是因为前列腺周围血管与骨盆及脊柱周围血管有丰富的联系，以及前列腺癌细胞具有独特的亲骨性，从而造成前列腺癌细胞通过血液循环转移到骨。前列腺癌骨转移后可能造成严重骨痛及病理性骨折，许多患者正是因为出现骨转移相关的症状才发现肿瘤的存在。

第五，预后相对较好。尽管部分患者在被明确诊断时癌细胞已经出现局部侵犯及转移，但大多数前列腺癌的发展较为缓慢，且目前对于中晚期前列腺癌有多种有效治疗方式，因此，大多数前列腺癌患者的预期寿命还是比较长的。国内外的数据显示，80%～90%的前列腺癌患者寿命可以超过10年。因此，只要经过积极的规范化治疗和管理，前列腺癌患者也可以获得较长的寿命和较好的生活质量，患者也应该坚定信心、携手医护、战胜疾病。

（周辉　尹懿胜）

第二章

前列腺癌的筛查与预防

第一节 前列腺癌的筛查

一、以 PSA 为基础的前列腺癌筛查

1. PSA 是什么?

PSA 是前列腺特异性抗原（prostate specific antigen，PSA）的英文缩写，它是由前列腺上皮细胞合成分泌的一种蛋白质。正常情况下，大部分 PSA 与精子、精囊液等混合，成为精液的一部分，最终随精液排出体外，只有很少量的 PSA 会进入血液，因此正常人血液中的 PSA 含量很低。

知识小课堂

筛查是什么?

筛查是指利用快速、简便的检验或检查手段，从健康人群中发现可能存在的患病人群，以便及时进行进一步的诊断和治疗。前列腺癌的筛查方式主要包括 PSA 检测、直肠指诊。合理的筛查有助于前列腺癌的早发现、早诊断、早治疗，从而提高治疗效果，改善患者的预后。

当受到物理刺激或存在前列腺疾病（如前列腺炎、前列腺增生、前列腺癌等）时，PSA 可大量进入血液中，引起血液中 PSA 含量升高。研究发现，大多数前列腺癌患者血液 PSA 含量都会有不同程度的升高，前列腺癌恶性程度越高，PSA 含量通常也越高；而经根治性手术临床治愈的患者，PSA 浓度则会低于 0.2 ng/ml，甚至低至测不出。因此，PSA 是一个特异性及敏感性都比较好的前列腺癌标志物，通过检测血液 PSA 浓度，可以快速、简单、有效地进行前列腺癌筛查。

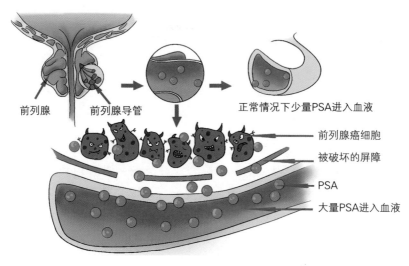

前列腺　前列腺导管

正常情况下少量PSA进入血液

前列腺癌细胞
被破坏的屏障
PSA
大量PSA进入血液

PSA 进入血液的情况

2. 什么时候应该进行前列腺癌筛查？

应根据年龄和身体状况进行选择。40 岁以下的男性不建议进行前列腺癌筛查。通常建议 40 岁以上、身体状况良好且预期寿命大于 10 年的男性进行前列腺癌筛查。一般情况下，每 2 年进行 1 次 PSA 检测，也可根据患者个体状况进行调整。

由于早期前列腺癌无明显症状，待出现症状时往往处于中晚期，因此，对于以下高危人群，应当及时进行每年至少 1 次的 PSA 检测。对异常筛查结果随访监测，必要时可采取多参数磁共振成像（mpMRI）技术或行前列腺穿刺活检等确诊性检查。

高危人群：50 岁以上的男性；45 岁以上且具有前列腺癌家族史的男性；40 岁以上且基线 PSA＞1 ng/ml 的男性；40 岁以上且携带某些致癌突变基因（如 *BRCA*）的男性。

3. 进行 PSA 检测前应该注意些什么？

PSA 检测应在射精 24 h 后，膀胱镜检查、导尿等操作 48 h 后，前列腺按摩 1 周后，前列腺穿刺 1 个月后进行。PSA 检测时应无急性前列腺炎、尿潴留等疾病。若存在以上情况，可能会导致 PSA 一过性升高，从而干扰前列腺癌的评估。

4. PSA 检测结果的解读

PSA 在血液中以结合 PSA 和游离 PSA（free PSA，fPSA）两种形式存在，PSA 检测报告通常包括 3 项内容：总 PSA（tPSA）、游离 PSA（fPSA）、游离 PSA 与总 PSA 的比值（f/t PSA），见表 2-1。

表 2-1　PSA 检测报告

检验项目	结果	参考范围	单位
tPSA	＊＊＊	0～4	ng/ml
fPSA	＊＊＊	0～1	ng/ml
f/t PSA	＊＊＊	0.15～1	

目前认为血液中 PSA 高于 4 ng/ml 为异常，对于初次 PSA 异常者，通常建议进行复查。

当患者 PSA 在 4～10 ng/ml 时，有一定患前列腺癌的可能性，这一 PSA 水平是前列腺癌的判定灰区，此时还需要参考其他相关指标。

当患者 PSA 高于 10 ng/ml 时，则高度怀疑为前列腺癌。PSA 水平越高，患前列腺癌的风险越大。通常建议患者做进一步检查。

很多因素会影响 PSA 水平，如口服非那雄胺等治疗前列腺增生的药物会降低 PSA 水平，干扰检测。因此，PSA 低于 4 ng/ml 并不能完全排除前列腺癌的可能性，若有其他证据提示前列腺癌可能，还是应进一步检查，以明确原因。

知识小课堂

肿瘤标志物升高的小秘密

肿瘤标志物是指由肿瘤细胞产生的或由肿瘤促使机体产生的一类物质。这些物质在正常人体内含量很低或不存在，通过测定其含量可以辅助诊断肿瘤。

当发现某一肿瘤标志物升高时，需引起重视，但无须过度恐慌。由于目前尚无绝对正确的肿瘤标志物，单一指标升高尚无法确诊肿瘤，患者应及时咨询医师，定期复查，以排查肿瘤。

5. PSA 升高，就一定患有前列腺癌吗？

PSA 是前列腺特异性抗原而非前列腺癌特异性抗原，因此，其虽然被当作一种肿瘤标志物，但不是前列腺癌特有的标志物。患有前列腺相关疾病（如前列腺炎、尿潴留、前列腺增生）和对前列腺进行一系列相关操作（如前列腺按摩、直肠指诊、前列腺穿刺）后均可导致 PSA 有不同程度的升高。因此，PSA 升高常常提示可能存在前列腺相关疾病，但不能肯定就是前列腺癌。就譬如，天空飘来一朵乌云，预示着有下大雨的可能性，但是就一定会下大雨吗？并不一定，可能一阵大风吹过便云消雾散了，也可能只是下一场绵绵细雨。

对于出现的乌云（PSA 异常升高），我们不能掉以轻心，出门时最好带上雨伞（采取进一步检查手段），未雨绸缪（及时监测随访），方能有备无患。一般情况下，当初次发现 PSA 升高时，应首先排除一些干扰因素对检测的影响。若无明显症状，患者需进行多次 PSA 检测，观察 PSA 水平的变化情况；若 PSA 持续升高或其他检查提示异常，通常需进行前列腺穿刺活检以明确诊断。

6. PSA 相关指标

（1）f/t PSA。研究发现，如果患者 PSA 在 4～10 ng/ml、f/tPSA<0.16，则该患者罹患前列腺癌的可能性较高；相反，如果 f/tPSA>0.16，罹患前列腺癌的可能性较低。

（2）PSA 密度（PSA density，简称 PSAD）。即 PSA 与前列腺体积的比值（前列腺体积可经直肠超声测定计算得出）。PSAD 可作为临床参考指标之一，有助于区分良性前列腺增生和前列腺癌。PSAD 的正常值在 0.15 及以下，若 PSAD 高于 0.15，患前列腺癌的风险增加。当患者 PSA 在正常值高限或轻度增高时，PSAD 可指导医师决定是否进行活检或随访。

（3）PSA 速率（PSA velocity，简称 PSAV）。前列腺癌患者的 PSAV 显著高于前列腺增生患者。PSAV 的正常值为每年增长低于 0.75 ng/ml，当 PSAV 每年增长高于 0.75 ng/ml，则怀疑有前列腺癌的可能。PSAV 检测比较适用于 PSA 水平较低的年轻患者。

利用这些 PSA 相关指标，同时结合直肠指诊及影像学检查结果可帮助区分前列腺癌和良性前列腺疾病。若为良性前列腺疾病的可能性大，建议患者后续定期随访复查 PSA；若为前列腺癌的可能性大，通常需要进行前列腺穿刺活检以明确疾病的良恶性。

二、直肠指诊

直肠指诊是一种常见的针对肛门、直肠、前列腺疾病的检查手段。医生将示指伸入患者肛门内，可触摸直肠壁，并可在直肠前壁距离肛门 4～5 cm 处触及前列腺，借此感知前列腺的大小、质地及有无结节等情况，从而对前列腺癌进行初步筛查。与 PSA 检测相比，直肠指诊的筛查价值较低，只有小部分前列腺癌患者是通过直肠指诊异常发现的，因此直肠指诊正常时仍不能排除前列腺癌的可能性。但直肠指诊以其最经济、无并发症等优势，且有助于提高低

PSA 型前列腺癌的检出率，在前列腺癌的筛查中仍有一定价值。

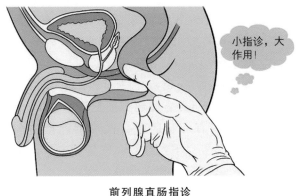

前列腺直肠指诊

三、其他前列腺癌筛查标志物和工具

1. PSA 亚型

p2PSA 是一种 fPSA，可利用其计算前列腺健康指数（prostate health index，PHI）。

$$PHI = \frac{p2PSA}{fPSA} \times \sqrt{PSA}$$

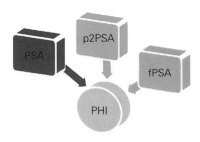

前列腺健康指数

PHI 是用 3 种 PSA 标志物计算得来的，可用于评估早期前列腺癌。研究显示，PHI 对于前列腺穿刺活检结果的预测价值很高，有助于减少不必要的穿刺。但是目前国内可以检测 p2PSA 的医院较少，这一指标在目前的临床工作中应用较少。

2. 新型尿液检测标志物

（1）*PCA3*。*PCA3* 是一种非编码 RNA 分子，是只在前列腺癌组织中表达的基因标志物，在正常前列腺组织及其他器官组织中均不表达或表达极低，且不受前列腺体积及前列腺炎等情况的影响。这一特性使其有望成为前列腺癌筛查的理想标志物。

（2）SelectMDx 检测。检测尿液中的 *HOXC6* 和 *DLX1* 水平，结合前列腺癌危险因素，如年龄、PSA 水平、前列腺体积、家族史等，可有效评估前列腺癌的风险，减少不必要的穿刺活检。

（3）尿液中 *TMPRSS2-ERG* 融合基因检测。*TMPRSS2* 基因与 *ERG* 基因融合是一种染色体结构异常，有研究发现，约有一半的前列腺癌患者存在 *TMPRSS2* 基因与 *ERG* 基因融合，前列腺癌细胞中存在这种染色体异常可能与前列腺癌的发生、发展有关。

第二节　前列腺癌的预防

目前，前列腺癌的病因尚未完全明确，可能与某些基因的异常改变有关。例如，*HOXB13* 基因的突变会导致罹患前列腺癌的可能性大幅升高；DNA 损伤修复相关基因（如 *BRCA1*、*BRCA2*、*CHEK2*、*PALB2* 等）的异常改变也与前列腺癌的发病及转移风险显著相关。此外，前列腺癌的发生还与其他多种危险因素有关，可能是多种危险因素共同作用的结果。

这些危险因素可分为不可干预因素和可干预因素。

1. 不可干预因素

（1）年龄。随着年龄的增长，前列腺癌的发病显著增加，年龄小于 50 岁者前列腺癌发病率处于极低水平，50 岁以后发病率开始快速升高，前列腺癌患者主要集中在 65 岁以上的人群中。

（2）家族遗传史。少数前列腺癌存在一定的家族遗传性，如果一个人的兄弟、父亲等亲属罹患前列腺癌，那么这个人患前列腺癌的概率会增加 1 倍以上。有前列腺癌家族史的患者，其患病年龄也会提前，很多人会在 55 岁以前发病。

（3）种族。研究发现，与其他种族相比，黑种人前列腺癌的发病风险明显较高。

对于以上不可干预的危险因素，主要采取的预防措施为"三早预防"，即确保癌症的早发现、早诊断、早治疗。在癌症的早期阻断其继续发展，可达到临床治愈的效果。因此，对于前列腺癌高危人群（50 岁以上的男性、45 岁以上且具有前列腺癌家族史的男性、携带某些致癌突变基因的男性），应定期进行前列腺癌筛查，以降低罹患晚期前列腺癌的风险。

知识小课堂

肿瘤的三级预防，您知道吗？

一级预防：病因预防。控制危险因素和病因，防患于未然，主要措施是改善生活方式。

二级预防：临床前预防或"三早预防"。早发现、早诊断、早治疗，主要是对肿瘤的早期筛查。

三级预防：临床预防。对确诊患者进行合理的治疗和康复训练，以促进功能恢复、预防并发症，改善生活质量。

2. 可干预因素

（1）行为因素。吸烟是多种癌症的危险因素，但是其与前列腺癌的关系目前尚未明确。肥胖可能通过多种机制影响前列腺癌的发生，适度的体育锻炼及减重可能有助于减少前列腺癌的患病风险。

（2）饮食习惯。高动物脂肪饮食可能会增加前列腺癌发病风险。由于前列腺癌与性激素的作用密切相关，饮食中富含植物雌激素（如大豆异黄酮）可能有助于减少前列腺癌的发生。食用富含抗氧化成分（如番茄红素、绿茶多酚、硒元素、维生素 E）的食物可能对前列腺癌有一定的预防作用，但是相关研究尚无确切结论。

（3）环境因素。石棉、双酚 A、电离辐射等致癌因素可能是前列腺癌的危险因素，其明确的机制尚需研究。

对于以上可干预因素，目前还没有针对性的预防方案或饮食方案可用来降低罹患前列腺癌的风险。体重管理、体育锻炼和饮食对前列腺癌风险的影响尚不完全清楚，但可以采取某些措施降低风险。就目前而言，对可干预因素的最佳建议如下。

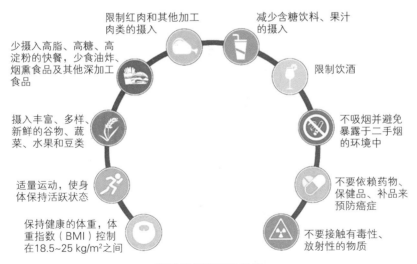

前列腺癌的预防建议

（詹鹰　李书荣）

第三章

前列腺癌的诊断

　　癌症的诊断通常有多种手段。首先，医生通过问诊和查体可初步评估疾病，提出多个可能的诊断，然后针对性地选择一些检查技术如血液化验、超声、CT、MRI等进一步寻找诊断线索，通过综合分析、不断验证、修正假设，由此临床诊断为癌症，但最终的确诊还需进行病理检查。病理检查是癌症确诊的金标准，通常要通过穿

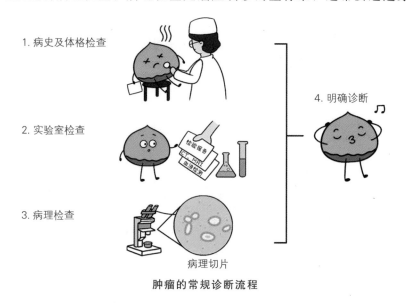

1. 病史及体格检查

2. 实验室检查

3. 病理检查

病理切片

4. 明确诊断

肿瘤的常规诊断流程

刺、手术等方式获取肿瘤组织，将其加工处理后，病理医生在显微镜下观察组织病理切片来明确诊断。病理诊断也是癌症精准治疗的基石，通过对病理切片进行的免疫组化、基因检测等进一步分析，可以指导治疗用药，预测癌症的预后。

前列腺癌的确诊也是如此，有病史或经查体怀疑有前列腺癌风险的患者，一般需要先进行血液 PSA 检测、前列腺影像学检查来评估疾病，对于较高风险的患者再进行前列腺穿刺活检来确诊前列腺癌。

第一节 前列腺癌的常用诊断方法

1. PSA 检测

对于有前列腺穿刺活检禁忌证或强烈拒绝行穿刺的患者，若 PSA 严重升高且伴有影像学发现的前列腺占位，也可临床诊断为前列腺癌。为避免误诊，同时也为了更好地指导治疗方案的制订，还是建议进行穿刺活检，以获得病理诊断。

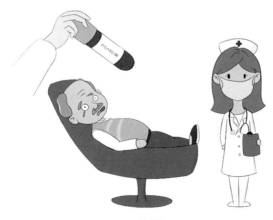

PSA 检测

2. 超声检查

经腹超声诊断价值较低，目前多推荐经直肠超声检查（TRUS）。TRUS 可显示前列腺形态、结构及局部血流情况，可以了解前列腺及病灶的大小。由于 TRUS 操作简便快捷、费用低且为非侵入性的，目前广泛用于初步诊断前列腺疾病。但其对早期前列腺癌的诊断价值较低，通常需结合其他检查结果综合判断。

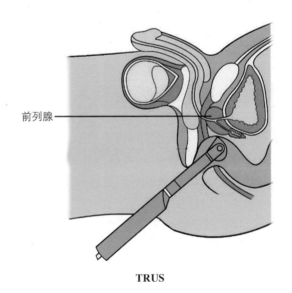

前列腺

TRUS

3. mpMRI

综合应用多种成像序列的 mpMRI 可以显示前列腺是否存在恶性肿瘤，是否有膀胱颈、精囊、直肠等局部侵犯及淋巴结、骨盆转移灶，有助于判断疾病的临床分期。基于 mpMRI 的前列腺影像报告和数据系统（PI-RADS），可以对可疑前列腺占位进行评分，用于评估有临床意义的前列腺癌可能性。如表 3-1 所示，PI-RADS 评分越高，罹患前列腺癌的可能性越大。

表 3-1 **PI-RADS 评分用于评估前列腺癌**

PI-RADS 评分	前列腺癌 可能性	穿刺 阳性率	建议
1	非常低	—	一般不建议临床干预
2	低	—	一般不建议临床干预
3	中等	20%	综合多种因素决定是否行 穿刺活检
4	高	50%	行穿刺活检
5	非常高	80%	行穿刺活检

4. 全身核素骨显像

注射放射性核素药物作为显像剂，等待 2～3 h 后，放射性核素会在骨代谢活跃的位置被吸附浓聚，此时探测全身骨骼放射性核素分布情况。若某处骨骼出现了放射性核素浓聚，表明此处骨代谢异常，有可能就是癌细胞所致。但是全身核素骨显像无法用来确诊前列腺癌，阳性结果只能表明骨代谢异常。骨关节炎症、损伤及罹患其他肿瘤等情况也会出现类似表现，因此，需结合 PSA、mpMRI 等检查结果，才能评估前列腺癌是否出现骨转移。全身核素骨显像阴性结果也不能排除骨转移灶的存在，因为它不能显示超早期的微小骨转移灶。

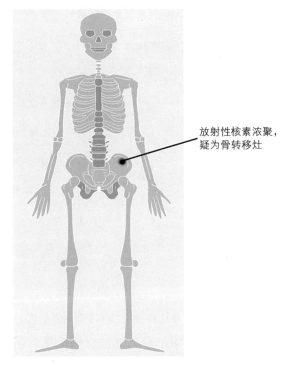

放射性核素浓聚，疑为骨转移灶

全身核素骨显像

5. 正电子发射计算机断层显像

正电子发射断层显像（PET）可提供病灶功能代谢信息，CT 可显示解剖结构，两种技术有机整合即为正电子发射计算机断层显像（PET/CT）。该检查有助于评估前列腺癌是否存在、侵犯或转移。

利用前列腺特异性膜抗原（PSMA）作为标志物的 PET/CT（PSMA PET/CT），对前列腺癌的诊断尤为准确，敏感度与特异性均非常高。PSMA 在前列腺癌细胞表面高度表达，在正常细胞表面则几乎不表达。通过静脉注射[68]Ga PSMA-11（分子影像靶标，一种专门用于结合 PSMA 的化学物质）作为显像剂，使其精准地与前列腺癌细胞表面的 PSMA 结合，从而清晰地显示早期前列腺癌的小病灶，用来发现隐藏在全身其他部位的前列腺癌病灶，实现精准定位远处转移灶，效果显著优于 mpMRI、CT 等其他检查方式。PSMA PET/CT 目前已成为前列腺癌早期诊断的重要利器，广泛地被应用于精准指导前列腺癌的治疗、评估患者的预后以及治疗后的疗效监测等，其缺点为价格昂贵。

第二节 前列腺穿刺活检

一、前列腺穿刺活检是什么？

前列腺穿刺活检是一种用穿刺针从前列腺特定位置取出少量前列腺组织样本的微创操作，对这些前列腺组织样本进行病理检查，可以了解前列腺中是否有癌细胞。这是目前确诊前列腺癌最常用的手段。若发现前列腺癌，活检还有助于明确前列腺癌的恶性程度和分布区域。前列腺穿刺活检分类见表 3-2。

表 3-2 前列腺穿刺活检分类

依据	分类
根据穿刺途径的不同	经直肠穿刺
	经会阴穿刺
根据引导方式的不同	超声引导下穿刺
	mpMRI 引导下穿刺
	mpMRI 和超声融合穿刺

续表

分类依据	分类
根据穿刺针数的不同	系统穿刺
	靶向穿刺

超声引导下经直肠穿刺是目前最常用的穿刺手段。在穿刺时，医生将超声探头经肛门伸入直肠内，通过超声成像找到前列腺的位置，然后用穿刺针从直肠前壁刺入前列腺，获得前列腺组织。根据患者病情，可穿刺 6～20 针。通常情况下，穿刺针数越多，癌症检出率越高，但穿刺针数过多，患者较为不适，同时感染、出血等并发症出现的风险也较大。目前，一般建议进行 10～12 针的系统穿刺。因直肠无皮肤痛觉神经，该穿刺方法一般无须任何麻醉。

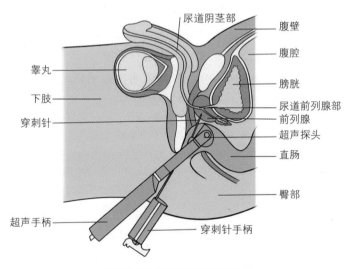

超声引导下经直肠前列腺穿刺

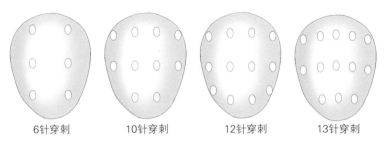

| 6针穿刺 | 10针穿刺 | 12针穿刺 | 13针穿刺 |

常用经直肠前列腺穿刺活检模式图

　　超声引导下经会阴途径穿刺也是一种较为常用的穿刺手段。穿刺过程中穿刺针在超声的引导下从会阴部的皮肤刺入。不同的进针部位使得两种穿刺方式各有优缺点。经会阴穿刺时继发血便和感染的风险较低，但操作难度稍高，患者疼痛明显，需在全身麻醉或局部麻醉下进行。

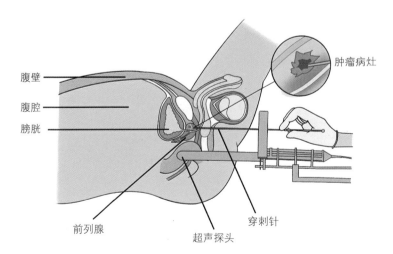

腹壁

腹腔

膀胱

肿瘤病灶

前列腺

超声探头

穿刺针

超声引导下经会阴前列腺穿刺

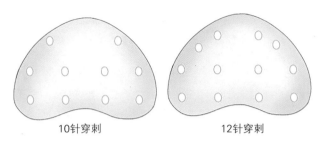

10针穿刺　　　　　　　　12针穿刺

常用经会阴前列腺穿刺活检模式图

系统穿刺是对整个前列腺的各区域进行的无差别穿刺，如同大面积撒网捕鱼，因此需要尽量做到均匀"覆盖"前列腺各区域。同时，还要注意撒下的"渔网"网眼不能太稀（穿刺针数太少），以减少漏网之鱼；当然也不能太密（穿刺针数太多），以免过度损伤前列腺。因此10～12针的系统穿刺是较为适合的，可以准确地了解肿瘤的范围、估计肿瘤的分级、避免遗漏可能存在的肿瘤组织。

mpMRI引导下的靶向穿刺可精准定位可疑病灶区域，只需穿刺少数几针即可，显著减少了穿刺针数，且穿刺准确率高。美中不足的是，由于需要在mpMRI下进行穿刺，导致操作烦琐耗时、医疗费用高昂，目前难以广泛推广应用。

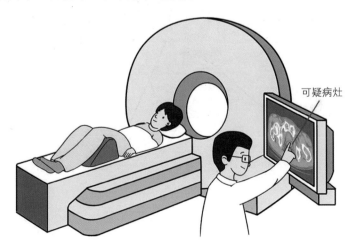

可疑病灶

利用 mpMRI 定位可疑病灶

　　近些年来，mpMRI 和经直肠前列腺超声融合成像靶向穿刺应运而生。先利用 mpMRI 全面扫描前列腺，发现可疑区域，然后再在超声引导下经直肠对可疑区域进行精准靶向穿刺。该方式将两者优势结合，全面"撒网"，重点"捕鱼"，有助于减少穿刺针数并提高检出率。当然，由于穿刺前仍需要 mpMRI 的辅助，检查费用较高，因此尚未广泛应用。

　　相信通过不断优化相关技术，在不久的将来，前列腺穿刺活检将更加简便、准确、易于推广。

二、是否需要去做前列腺穿刺活检呢？

1. 哪些情况下要考虑做前列腺穿刺活检？

　　（1）筛查发现 PSA 水平升高。①PSA 在 $4 \sim 10$ ng/ml，但 f/tPSA 异常或 PSAD 异常时；②PSA＞10 ng/ml，无论 f/t PSA、PSAD 是否异常，均建议进行前列腺穿刺活检。

　　（2）发现前列腺占位。在直肠指诊触及前列腺结节或经 mpMRI 发现前列腺可疑病灶等情况下，无论 PSA 为何值，均需进行前列腺穿刺活检。

2. 哪些情况下暂时不能进行前列腺穿刺活检？

　　（1）患者处于急性疾病的发作期，如急性感染期、发热期等。

　　（2）患者的慢性疾病控制较差，如处于糖尿病血糖不稳定期、有高血压危象、处于心脏功能不全失代偿期等。

　　（3）患者有严重的内、外痔，以及有肛周或直肠病变时，不宜经直肠进行穿刺。

　　（4）患者有严重出血倾向的疾病。

3. 不做前列腺穿刺活检行不行？

有些患者由于不了解穿刺活检，往往恐惧做前列腺穿刺活检。而部分患者觉得既然已经进行了多种前列腺癌相关的检查，如 PSA 检测及 mpMRI、PET/CT 等检查，这些检查结果已经高度怀疑为前列腺癌了，那可以不做穿刺活检吗？答案当然是否定的。尽管 PSA 检测及 mpMRI、PET/CT 等检查已经能够初步判断前列腺癌，但是这些信息对于前列腺癌治疗方案的制订仍是不够全面的，只有通过病理检查，明确肿瘤的类型、恶性程度、是否存在基因突变等，才能获得更为精确的诊断，从而进行更加精准的治疗，以获得最佳的治疗效果。

知识小课堂

穿刺活检会导致肿瘤细胞的种植转移吗？

虽然理论上是存在这种可能的，但是现在的穿刺设备非常先进，经过特殊设计后，穿刺针获得肿瘤组织后是被套在保护套之内的，这样，在拔出穿刺针时，肿瘤细胞就不会与正常组织相接触，出现肿瘤细胞种植的概率几乎为零。目前，也没有证据表明前列腺穿刺会促进肿瘤细胞的种植转移，因此无须过多担心这一问题。

三、行前列腺穿刺活检前需要做哪些准备工作？

（1）完善术前常规项目检查，如血、尿、便三大常规及凝血功能检查；存在尿路感染的患者需进行抗生素治疗，控制感染；有肝肾功能异常的患者需复查肝肾功能。如需通过 mpMRI 进行临床分期，通常建议在行穿刺前完善 mpMRI 检查。

（2）患者应详细告知医生既往疾病史、用药史。若长期服用抗凝血功能的药物，为防止穿刺后出血严重，需遵从医嘱暂时停用相关药物一段时间。建议服用华法林、氯吡格雷、阿司匹林等药物的患者术前停药 7～10 d，服用阿哌沙班、达比加群、利伐沙班的建议停药 2～5 d；必要时可考虑低分子肝素桥接治疗。

（3）预防性应用口服抗生素，有助于减少穿刺后感染的风险。

（4）穿刺前避免膀胱完全排空，因为少量尿液有助于前列腺膀胱交界处的显示。

（5）穿刺前需要进行清洁灌肠，以减少直肠内的粪便，从而更好地显影前列腺。保持操作过程中的干净卫生，有助于操作顺利进行，也可降低穿刺后感染的风险。

（6）根据患者需要，可予以局部麻醉或全身应用止痛药物。

知识小课堂

前列腺穿刺后需要注意的事项有哪些？

1. 穿刺后 24 h 内尽量减少活动，以休息为主。

2. 继续应用抗生素，预防术后感染。

3. 多饮水，及时排尿，食物以软食为宜。

4. 可能出现穿刺部位有轻微疼痛或少量出血，以及轻度血尿、血精等穿刺并发症。这些情况通常无须过度担心，一般术后 1～2 周会逐渐自行缓解。

5. 若出现发热、排尿困难、疼痛加重、出血量明显增多等情况，应及时告知医生，以便及时处理。

第三节　前列腺癌的病理诊断

一、穿刺组织标本的病理诊断

穿刺所获得的前列腺组织经过病理医生的一系列加工处理后，做成一张张小小的病理切片，放置于显微镜下进行观察。病理医生根据观察到的组织结构和细胞形态等特点进行评估，从而确定前列腺组织样本中是否有癌细胞。一般穿刺病理检查需 1 周左右时间才能获得病理报告。对于部分复杂病例，还需要利用免疫组织化学染色等技术辅助诊断，才能得到最终的病理报告结果。

通常，前列腺穿刺病理报告包括以下内容。

（1）穿刺标本的部位、数目、长度、肿瘤等级范围等信息。

（2）穿刺标本的良恶性。

良性：病理切片中没有发现异常细胞，一般表现为炎症、增生等良性改变。

恶性：病理切片中能看到明显的癌细胞。

可疑：病理切片中看到一些介于正常细胞和癌细胞之间的细胞，一般表现为前列腺上皮内瘤、不典型增生等，此时病理医生不能确定这一表现是前列腺癌还是前列腺良性病变。

（3）如果确定为恶性，需要明确病理类型、Gleason 评分等信息。

对于原发于前列腺上皮细胞的前列腺恶性肿瘤，根据其组织病理学特点，可分为以下几种类型：腺泡腺癌、导管腺癌、导管内癌、鳞状细胞癌、腺鳞癌、尿路上皮癌、基底细胞癌、神经内分泌肿瘤，其中以腺泡腺癌最为常见。

病理检查报告单

姓名：***　　　性别：男　　　年龄：65 岁　　　病理号：********

病区：***　　　床号：***　　　住院号：*******　　　送检科室：泌尿外科

临床诊断：PSA 升高　　送检医生：***　　送检日期：** / ** / **　收到日期：** / ** / **

送检材料：前列腺穿刺组织

临床诊断：PSA 升高

肉眼所见：可见灰白色穿刺组织 12 条，直径约为 0.1 cm……

镜下所见：前列腺腺体异型增生，呈小腺泡排列，浸润性生长……

病理诊断：

部位	标本数	长度（cm）	诊断	Gleason 评分	累及范围（%）
左底部	1	1.0	前列腺腺癌	4＋3＝7	30
左中部	1	0.7	良性前列腺组织		
左尖部	1	0.6	良性前列腺组织		
左外底部	1	0.3	前列腺腺癌	3＋4＝7	60
左外中部	1	1.1	良性前列腺组织		
左外尖部	1	0.8	良性前列腺组织		
右底部	1	0.5	良性前列腺组织		
右中部	1	*	前列腺腺癌	3＋3＝6	10
右尖部	1	*	良性前列腺组织		
右外底部	1	*	前列腺腺癌	3＋4＝7	20
右外中部	1	*	良性前列腺组织		
右外尖部	1	*	前列腺腺癌	4＋4＝8	40

诊断：前列腺腺癌，Gleason 评分（4＋4＝8），WHO/ISUP 分级分组 4

免疫组化结果：PSA（＋），P504S（＋），P63（－）……

报告医师：****　　报告时间：** / ** / **

前列腺穿刺组织病理报告模板

二、其他组织标本的病理诊断

除了前列腺穿刺活检外，经尿道前列腺切除术（TURP）及根治性前列腺切除术也可以获取前列腺组织标本，以用于病理诊断。

1. TURP 术后标本的病理诊断

少数前列腺癌患者的 PSA 可能低于 4 ng/ml，且常规影像学检查未发现明显占位，或是经前列腺穿刺活检后未发现癌细胞。这些患者的临床诊断通常为良性前列腺增生，若患者此时合并有严重排尿症状，通常会行 TURP 来改善排尿症状。在得到 TURP 术后标本的病理检查结果后，这些患者才会被确诊患有前列腺癌。同穿刺标本类似，TURP 术后标本也可明确肿瘤类型，可对前列腺癌进行 Gleason 评分，但是无法明确肿瘤的具体位置。

2. 根治性前列腺切除术术后标本的病理诊断

根治性前列腺切除术可获得包括全部前列腺、膀胱颈、部分尿道、精囊等在内的组织样本，若行盆腔淋巴结清扫还能获得淋巴结标本。因此，根治性前列腺切除术术后标本的病理检查能给出更多病理信息，帮助医生作出更为准确、全面的病理诊断。除了术后 Gleason 评分外，根治性前列腺切除术术后标本还可以用来评估肿瘤病理 T 分期，了解肿瘤是否存在突破包膜、精囊侵犯、膀胱颈侵犯、神经及血管侵犯、淋巴结转移、切缘阳性等不良病理特点，这些不良病理特点往往预示着肿瘤处于较晚期，有着较高的复发转移风险，预后不佳。因此，对于术后病理报告提示存在不良病理特点的患者，通常需要给予更密切的术后随访及更积极的辅助治疗。

此外，前列腺癌细胞还可能转移至骨及内脏器官，如果在这些部位的手术术后病理标本中发现前列腺癌细胞，也可以确诊前列腺癌。

病理检查报告单

姓名：***	性别：男	年龄：65 岁	病理号：********
病区：***	床号：***	住院号：*******	送检科室：泌尿外科
临床诊断：前列腺占位 送检医生：***		送检日期：** / ** / **	收到日期：** / ** / **

送检材料：前列腺及精囊切除标本

临床诊断：前列腺占位

肉眼所见：可见前列腺大小 5 cm×4 cm×3 cm，切面灰黄色，结节状，质硬。左侧精囊腺大小 1.5 cm×1 cm×0.7 cm，右侧精囊腺大小 1.5 cm×1 cm×0.7 cm……

镜下所见：前列腺腺体异型增生，呈小腺泡排列，浸润性生长……

病理诊断结果

前列腺腺癌，Gleason 评分（4＋4＝8），WHO/ISUP 分级分组：4

膀胱颈侵犯：（－）	前列腺外精囊侵犯：（－）
腺外脂肪侵犯：（－）	脉管侵犯：（－）
尖端切缘：（＋）	基底部（膀胱颈）切缘：（－）
四周切缘：（－）	输精管断端切缘：（－）
淋巴结：（－）	

免疫组化结果：PSA（＋），P504S（＋），P63（－）……

报告医师：****　　报告时间：** / ** / **

根治性前列腺术后组织病理报告模板

三、Gleason 评分是什么？

Gleason 评分是由美国病理学家 Donald F. Gleason 提出的一种用于前列腺癌病理分级的系统，是目前最常用的前列腺癌分级系统。根据在显微镜观察下的癌组织特点，将其分为 5 个等级，用数字 1、2、3、4、5 表示。其中 Gleason 1 级为最低的一级，代表肿瘤恶性程度低；Gleason 5 级为最高的一级，代表肿瘤恶性程度高。

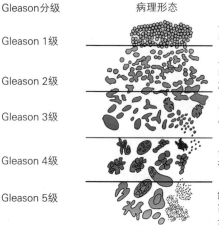

Gleason分级	病理形态	
Gleason 1级		单个的腺体大小相对一致，形成边界清晰的结节
Gleason 2级		单个的分化良好的腺体较疏松排列，形成的结节边界稍微规则，肿瘤性腺体轻度浸润到周围的非肿瘤性前列腺组织
Gleason 3级		分期、独立的分化良好的腺体，腺体的大小和形态变化较大
Gleason 4级		分化不良、融合的或筛状（包括肾小球结构）的腺体
Gleason 5级		缺乏腺体分化（如片状、条索状、线状、实性、单个细胞）和（或）坏死（如乳头、筛状、实性伴坏死）

前列腺癌 Gleason 分级的病理形态

前列腺肿瘤大多存在多个不同恶性程度的异质性区域，将肿瘤分为主要成分和次要成分分别进行评级，两者等级相加即为 Gleason 评分。总评分越高，代表肿瘤恶性程度越高。

知识小课堂

Gleason 评分怎么看？

Gleason 评分＝主要成分分级＋次要成分分级

例如，若 Gleason 评分为 4＋5，表明在显微镜观察下，肿瘤中大部分区域（主要成分）评级属于 4 级，少部分区域（次要成分）评级属于 5 级，其相加总分为 9 分。若 Gleason 评分为 3＋3 或 3＋4，评分较低，表明肿瘤恶性程度较低。总分高于 7 分者通常肿瘤恶性程度较高，手术后需要密切随访监测，以预防肿瘤复发及转移。

研究发现，Gleason 评分不同的患者，其预后有着显著差异，为了帮助预测患者预后，目前提出了一套新的基于 Gleason 评分的前列腺癌分级系统，为 WHO/ISUP 前列腺癌分级分组系统（表 3-3）。这一系统将 Gleason 评分划分为 5 个组别，分级分组越高，患者的预后越差。

表 3-3　WHO/ISUP 前列腺癌分级分组系统

分级分组	Gleason 评分	Gleason 评分构成类型
1	≤6	≤3＋3
2	7	3＋4
3	7	4＋3
4	8	4＋4，3＋5 或 5＋3
5	9 或 10	4＋5，5＋4 或 5＋5

四、PSA 水平升高而前列腺活检结果非恶性，可以排除前列腺癌吗？

由于活检只获取了很少量的前列腺组织，存在一定漏诊的可能。对于活检结果为非恶性，但是 PSA 水平升高的患者，仍有可能患有前列腺癌，不能完全排除前列腺癌的可能性。因此，建议按以下方式进行随访复查。

1. 第一次前列腺活检结果不是恶性

（1）若病理检查发现高级别上皮内瘤或存在非典型腺体，建议 3 个月后再做穿刺活检。

（2）若病理检查发现是良性组织，建议 3 个月后再复查 PSA，复查 PSA 为以下情况时，建议再做穿刺活检。①PSA 在 4～10 ng/ml，但 f/tPSA、PSAD、直肠指诊、TRUS、mpMRI 等任一检查结果异常时；②PSA＞10 ng/ml 时，无论其他检查结果是否异常。

若复查时，PSA 在 4～10 ng/ml，且 f/tPSA、PSAD、直肠指诊、TRUS、mpMRI 等检查结果均正常，则需密切随访，每 3 个月复查 1 次 PSA。若连续 2 次复查发现 PSA＞10 ng/ml 或 PSAV＞0.75 ng/（ml·年），则再做穿刺活检。

2. 第二次前列腺活检结果仍不是恶性

继续评估上述指标，若符合上述重复穿刺标准可考虑做第三次穿刺活检。

3. 患者合并有严重排尿症状

可行 TURP 改善排尿症状，并将术后标本送病理检查。

（周辉　曾晓勇）

第四章

前列腺癌的危险度分级

患者确诊为恶性肿瘤后，常常会焦急地问医生："我的肿瘤是早期的，还是晚期的？"这其实是一个非常复杂的医学问题，涉及恶性肿瘤的生物学特征——分期和分级。患者这样询问往往是想了解肿瘤的危险程度，而非严格医学上的肿瘤分期。近百年来，全世界的肿瘤学专家们为此进行了不懈的努力，提出了多种对肿瘤分期、分级的理论和方法。为了回答这个极其重要而又非常复杂的问题，我们在这里对相关理论和方法进行简要的阐述。

一、前列腺癌的分期

肿瘤的分期是指肿瘤从产生、发展、壮大到扩散的过程，反映了肿瘤"量"这一维度的信息。肿瘤的早期是指肿瘤还处于产生到发展这一初步阶段，中晚期则是指肿瘤已经壮大、扩散。目前，临床上多采用 TNM 分期来精确评估病情。手术前，医生主要利用影像学资料来进行 TNM 分期评估（临床分期）；手术后，医生可结合病理标本进行更加准确的 TNM 分期评估（病理分期）。由于影像学检查可能存在误差，临床 TNM 分期和病理 TNM 分期可能并不一致。

TNM 分期包括 3 个方面的指标，分别用 T、N、M 三个字母来表示。

　　T 分期（"T"是肿瘤的英文单词"Tumor"的首字母）是指癌细胞的"大本营"在前列腺的发展规模，用 T1～T4 来表示。数字越大，"大本营"发展的规模越大，对周围正常组织结构危害也越大。T1、T2 期表示癌细胞发展规模较小，还局限于前列腺内部，此时手术治疗往往能起到根治癌症的效果；T3 期表示癌细胞已经不满足于前列腺这一块小小的地方，开始逐步向周围扩散，发展规模已经超出了前列腺的范围；T4 期表示肿瘤已经侵犯了前列腺周围的组织器官，此时手术治疗往往难以完全切除干净所有癌组织。

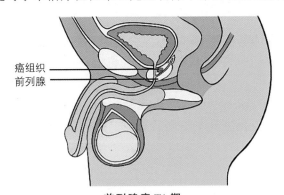

癌组织
前列腺

前列腺癌 T1 期

此时肿瘤局限于前列腺内部，体积较小

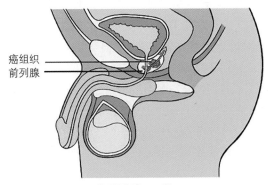

癌组织
前列腺

前列腺癌 T2 期

此时肿瘤局限于前列腺内部，体积较大

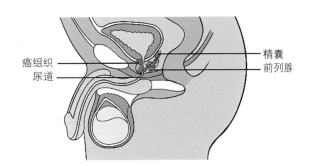

前列腺癌 T3 期

此时肿瘤突破前列腺，可侵犯精囊

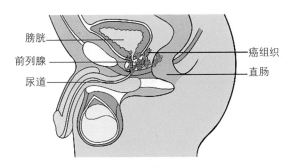

前列腺癌 T4 期

此时肿瘤侵犯邻近其他组织结构，如直肠、膀胱、盆腔壁等

N 分期（"N"是结的英文单词"Node"的首字母）表示癌细胞侵犯区域内淋巴结的情况，可以理解为癌细胞是否在"大本营"附近建立"前哨站"——即癌细胞"先头部队"的"驻扎基地"。N0表示癌细胞此时还比较安分守己，"先头部队"还在"大本营"内；N1表示有"先头部队"侵犯淋巴结，往往提示肿瘤处于较晚期。

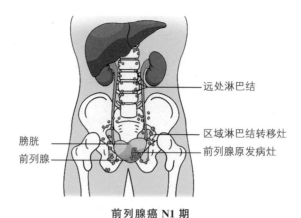

前列腺癌 N1 期

此时肿瘤出现区域淋巴结转移

M 分期（"M"是转移的英文单词"Metastasis"的首字母）表示癌细胞向远处器官转移的情况（区域以外的淋巴结也属于远处转移），可以理解为癌细胞是否扩散到远处"安营扎寨"，扩展新的"营地"。M0 表示没有远处转移，M1 表示癌细胞已经在远处建立更多的"大本营"。

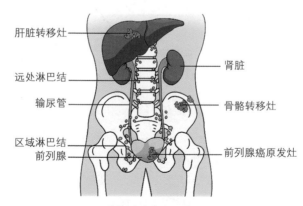

前列腺癌 M1 期

此时肿瘤出现远处转移

简单来说，T1 和 T2 期相当于我们通常理解的癌症早期，此时癌细胞的势力尚可控制；T3 期相当于中期，癌细胞已开始突破局部包围；T4 期、N1 期、M1 期相当于晚期，此时癌细胞的势力范围已逐步扩展开来，病情已不容乐观。

前列腺癌 TNM 分期的详细内容见表 4-1。

表 4-1 前列腺癌 TNM 分期

分期		标准
原发肿瘤（T）	临床 T 分期 (cT)	TX	原发肿瘤不能评价
		T0	无原发肿瘤证据
		T1	不能被扪及的临床隐匿性肿瘤
		T1a	偶发肿瘤，肿瘤体积小于或等于所切除组织的 5%
		T1b	偶发肿瘤，肿瘤体积大于所切除组织的 5%
		T1c	单侧或双侧穿刺活检可发现肿瘤，但不能被扪及
		T2	可被扪及肿瘤，局限于前列腺内
		T2a	肿瘤局限于单叶的 1/2（≤1/2）
		T2b	肿瘤超过单叶的 1/2，但局限于单叶
		T2c	肿瘤侵犯两叶
		T3	肿瘤侵犯前列腺包膜
		T3a	肿瘤侵犯包膜外（单侧或双侧）
		T3b	肿瘤侵犯精囊
		T4	肿瘤固定或侵犯除精囊外的其他邻近组织结构，如尿道外括约肌、直肠、膀胱、肛提肌和（或）盆腔壁
	病理 T 分期 (pT)	pT2	局限于前列腺
		pT3	突破前列腺包膜
		pT3a	突破前列腺（单侧或双侧）或显微镜下侵犯膀胱颈
		pT3b	侵犯精囊
		pT4	肿瘤固定或侵犯除精囊外的其他邻近组织结构，如尿道外括约肌、直肠、膀胱、肛提肌和（或）盆腔壁

分期		标准
区域淋巴结（N）	NX	区域淋巴结不能评价
	N0	无区域淋巴结转移
	N1	区域淋巴结转移
远处转移（M）	M0	无远处转移
	M1	远处转移
	M1a	有区域淋巴结外的淋巴结转移
	M1b	骨转移
	M1c	其他器官组织转移

二、前列腺癌的分级

肿瘤的分级表示的是肿瘤细胞的恶性程度，是肿瘤细胞本身的特性，反映了肿瘤"质"这一维度的信息。肿瘤细胞的恶性程度一般由其分化程度决定，分化程度越高，越接近于正常细胞，不太容易"作奸犯科"，可能只是干一些"小偷小摸"的事情，对人体的危害程度相对较低；反之，与正常细胞差异越大（即低分化），明显不同于正常细胞，越容易干些"杀人越货"的勾当，恶性程度也越高，对人体危害极大。前列腺癌的分级一般采用 Gleason 分级系统。例如，Gleason 3＋3 者肿瘤分化程度较高，恶性程度相对较低；而 Gleason 5＋5者肿瘤分化程度最低，恶性程度最高。

分化是指幼稚或原始的细胞发育成为成熟特化细胞的过程。肿瘤细胞通常不同程度地失去了分化的能力。下面以青蛙的生长发育作为比喻，描述分化程度。

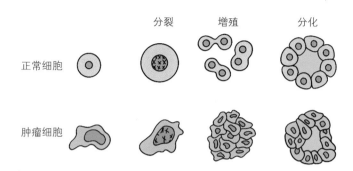

正常细胞与肿瘤细胞的比较

正常细胞形态规整，分裂有序，增殖缓慢，分化形成结构规则、有正常功能的腺体；肿瘤细胞大小形态不一，分裂无序，大量异常增殖，分化不良，形成的腺体结构、功能均明显异常

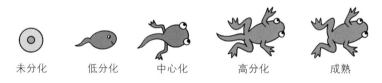

| 未分化 | 低分化 | 中心化 | 高分化 | 成熟 |

肿瘤细胞分化程度模拟图

分化成熟的正常细胞为成熟阶段的青蛙；肿瘤细胞处于分化程度越高的阶段，其与成熟阶段的青蛙越接近

三、前列腺癌的危险度

1. 为什么要进行前列腺癌的危险度分级？

经过前期的多项检查后，已经明确前列腺癌的分期和分级，为什么还要进行危险度分级呢？因为前列腺癌是一种异质性极大的肿瘤，尽管有些患者处于相同临床分期或是相同 Gleason 分级，但是他们的生存时间与生活质量可能会截然不同。有的患者确诊后未接受任何治疗，可以没有任何症状，平稳地与癌症和谐共处数十年；而有的患者虽然进行了积极的手术治疗、化疗、放疗等，身心俱疲，却依旧无法控制癌症的进展。这截然不同的结果就是因为他们前列腺癌的危险度并不相同。单纯的分期或分级并不能完全阐明肿瘤的生物学特征，因此，联合多个因素从多个维度（肿瘤的"质"和"量"等多个维度）来评估前列腺癌，即利用一个综合性的评估指标——危险度分级，能更好地指导治疗方案的制订，预测疾病复发、转移的风险。

不同危险度的肿瘤手术切除范围有所不同，采用的术前辅助治疗和术后辅助治疗也不同。当前研究发现，危险度分级越低者，复发及转移的风险越低，预后越好。对于极低危患者，甚至无须治疗都能有较长的生存时间。

2. 如何理解前列腺癌的危险度分级？

目前，临床上主要通过对患者的 PSA 水平、Gleason 评分和 TNM 分期这三方面进行综合考虑来对前列腺癌的危险度进行分级。

（1）PSA 水平分级。将 PSA 分为 3 个层级，分别为低于 10 ng/ml、10～20 ng/ml、高于 20 ng/ml，分别对应低危、中危、高危。

（2）Gleason 评分分级。将 Gleason 评分分为 3 个层级，分别为 6 分及以下、7 分、8 分及以上，分别对应低危、中危、高危。

（3）TNM 分期分级。将临床 T 分期分为 3 个层级，分别为 T2a 及以前、T2b、T2c 及以后，分别对应低危、中危、高危。

对以上 3 种指标进行综合评估，即可得出前列腺癌的危险度分级，如表 4-2 所示。

表 4-2 前列腺癌的危险度分级

危险度	分级标准
低危	符合下列所有特征 · PSA＜10ng/ml · Gleason 评分≤6 分 · 临床 T 分期≤T2a
中危	符合下列一项特征 · PSA 10～20ng/ml · Gleason 评分＝6 分 · 临床 T 分期为 T2b
高危	符合下列一项特征 · PSA＞20ng/ml · Gleason 评分≥8 分 · 临床 T 分期≥T2c

知识小课堂

前列腺癌危险度分级小测验

1. PSA 为 13.8 ng/ml，Gleason 评分为 4＋3，mpMRI 发现肿瘤局限于前列腺单叶内。

2. PSA 为 8.2 ng/ml，Gleason 评分为 3＋3，mpMRI 发现肿瘤累及前列腺单叶的 1/2 以内。

3. PSA 为 18.9 ng/ml，Gleason 评分为 3＋4，mpMRI 发现肿瘤侵犯精囊。

以上 3 种情况危险度分级分别是什么呢？

答：1. 中危；2. 低危；3. 高危。

最新的美国国立综合癌症网络（National Comprehensive Cancer Network，NCCN）临床实践指南中将前列腺癌的危险度划分得更为细致，共分为 5 级（极低危、低危、中危、高危以及极高危）。其综合考虑的因素也更多，对前列腺癌的诊断治疗有着更好的指导意义（表 4-3）。

表 4-3　NCCN 前列腺癌危险度分级

分组	临床/病理特征		
极低危	符合下列所有特征 · TNM 分期为 T1c · Gleason 1 级 · PSA＜10 ng/ml · 前列腺阳性活检针少于 3 个，任一阳性活检针受累不超过 50% · PSAD＜0.15 ng/（ml·g）		
低危	符合下列所有特征，且不处于极低危分组 · TNM 分期为 T1～T2a · Gleason 1 级 · PSA ＜10 ng/ml		
中危	符合下列所有特征 · 无高危特征 · 无极高危特征 · 存在 1 个或多个中危因素：①TNM 分期为 T2b～T2c；② Gleason 2 级或 3 级；③PSA 10～20 ng/ml	预后良好中危组	符合下列所有特征 · 存在 1 个中危因素 · Gleason 1 级或 2 级 · 阳性活检针百分比在 50% 以下
		预后不良中危组	具有下列一项或多项 · 存在 2 个或 3 个中危因素 · Gleason 3 级 · 阳性活检针百分比在 50% 及以上

续表

分组	临床/病理特征
高危	没有极高危特征，但至少具有下列一项特征 · TNM 分期为 T3a · Gleason 4 级 · PSA ＞20 ng/ml
极高危	至少具有下列一项特征 · TNM 分期为 T3b～T4 · Gleason 5 级 · 2 个或 3 个高危特征 · 4 个以上阳性活检针并且 Gleason 4 级或 5 级

（曾晓勇 汪静）

第五章

前列腺癌的治疗

目前，可供选择的前列腺癌治疗方案多种多样，包括等待观察、主动监测、手术治疗、放射治疗、内分泌治疗、化学治疗、免疫治疗等。在选择治疗方案时，需要根据患者的年龄、全身状况和肿瘤分期、病理分级等情况进行综合考虑。

第一节　等待观察和主动监测

相对于其他种类的癌症，如肝癌、胃癌及肺癌等，前列腺癌是一种较为"温和"的癌症。少数生长缓慢、恶性程度较低的肿瘤可能不会影响患者的预期寿命，这部分患者的最终死亡原因往往并不是前列腺癌，而是其他疾病。对于这类患者，采用积极的治疗方式可能会导致各种并发症的出现，也会降低患者的生活质量，等待观察或主动监测对其来说是较为可行的治疗方式。

一、等待观察

对确诊为前列腺癌的患者暂不做任何治疗，通过密切观察直到患者出现局部或全身性症状，如血尿、排尿困难、疼痛、转移性症状，才开始进行姑息性治疗。姑息性治疗手段主要有局部微创治疗、内分泌治疗、姑息性放疗等，这些治疗手段只能缓解患者的部分症状，并不能控制癌症的进展。

等待观察的适应人群：①预期寿命较短，全身状况很差，无法耐受积极主动治疗的患者；②在被充分告知后，无法接受治疗的不良反应及其对生活质量的影响，拒绝接受积极治疗的患者。

二、主动监测

患者经过规范的影像学和病理诊断评估后，明确为低危前列腺癌。一般这类前列腺癌的病灶较小，细胞分化较好，恶性程度相对较低，患者在了解自身病情及相关风险后可选择主动监测这一治疗方式。主动监测并不是放弃治疗，而是在权衡积极治疗的获益与风险后，考虑到手术风险及术后并发症会降低生活质量，不立刻接受根治性手术等治愈性治疗，而选择严密随访、积极监测疾病的变化，当发现疾病进展到一定程度再进行治疗。

采用主动监测的患者需要警惕前列腺癌的进展、转移风险。有少数患者可能会因延误治疗时机而死亡，所以前期的准确评估和后续的随访监测是至关重要的。患者应主动配合随访方案的实施，与主诊医师共同协商沟通，发现病情有变化时，及时根据个体病情调整治疗方案。

主动监测的适应人群：①预期寿命大于 10 年的患者；②前列腺癌的危险度分级中属于低危一级的患者；③NCCN 前列腺癌危险度分级中属于极低危、低危及预后良好中危组的患者；④充分了解主动监测的风险，并能积极配合后续随访监测方案的患者。

最后还需注意的是，一方面不同医疗机构对于前列腺癌的初始评估存在差异，存在低估前列腺癌危险性的可能性；另一方面，我国患者大多在心理上很难接受"带瘤生存",因此多数都会选择积极治疗,同时我国尚缺乏关于等待观察和主动监测的大规模临床研究证据。因此,患者在选择等待观察或主动监测时,应充分权衡利弊,谨慎选择。

第二节 前列腺癌的根治性手术治疗

根治性前列腺切除术是局限性前列腺癌目前最有效的治疗方式。通过手术的方式,将患者的前列腺及其附属结构,如双侧精囊、双侧输精管壶腹部、部分膀胱颈等全部切除,然后再将膀胱与尿道吻合,重建尿道的连续性。同时,还要根据患者前列腺癌的危险度分级,决定是否进行盆腔淋巴结清扫,以彻底清除可能残存的癌细胞。

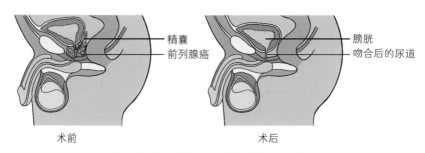

术前   术后

根治性前列腺切除术的术前与术后对比

1. 哪些前列腺癌患者可以接受根治性前列腺切除术?

根治性前列腺切除术的应用需要从患者前列腺癌的危险度分级、患者的预期寿命和患者全身状况等多方面进行考虑。

(1)危险度分级:对于低危、中危及局限性高危前列腺癌的患者，均建议进行根治性手术治疗。对于局限性高危前列腺癌，由于淋巴结转移风险较高，建议在根治性手术中进行扩大淋巴结清扫。对于局部进展期前列腺癌，尽管手术治疗无法完全切除癌组织，但近些年的研究显示，应用基于根治性前列腺切除术的综合治疗方案可获得更好的疗效。对于寡转移前列腺癌患者，过去的观点认为手术治疗的获益与风险难以得到有效证实，因此不推荐这一类患者行手术治疗。当前，随着影像、手术技术的提高，放射治疗、化学治疗等治疗手段的进步，基于根治性前列腺切除术的综合治疗方案在改善症状、控制肿瘤进展等方面可起到一定作用，患者可在大型医疗中心制订以根治性前列腺切除术为基础的个体化综合治疗方案。

（2）预期寿命：一般来说，预期寿命大于 10 年的患者可选择根治性手术治疗。虽然目前对患者年龄没有明确的要求，但对于超过 70 岁的患者，手术风险及并发症发生率有所增加。

（3）全身状况：患者应全身状况良好，能够耐受手术。对于高龄患者，需全面评估身体状况，完善术前准备，做好并存疾病（如心脑血管疾病、肺部疾病）的治疗。

2. 哪些前列腺癌患者不能接受根治性前列腺切除术？

①有严重疾病无法耐受手术的患者，处于急性疾病的发作期或是慢性疾病控制较差，如有严重的心脑血管疾病、肺部疾病、出血或血液凝固性疾病等的患者；②全身广泛骨转移的患者，或出现肝、脑、肺等内脏转移的晚期患者。

3. 根治性前列腺切除术的分类有哪些？

详见表 5-1。

表 5-1　根治性前列腺切除术的分类

分类依据	分类
根据手术入路不同	经腹膜外途径
	经腹腔途径
	经会阴途径
根据手术方式不同	开放根治性前列腺切除术
	腹腔镜根治性前列腺切除术
	机器人辅助腹腔镜根治性前列腺切除术

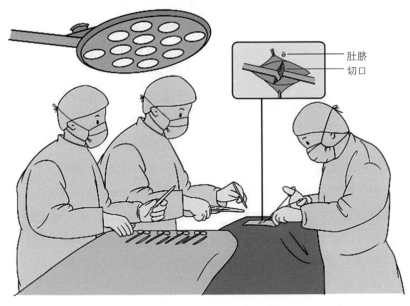

肚脐
切口

开放根治性前列腺切除术示意图

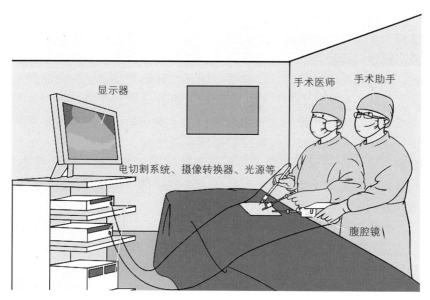

腹腔镜根治性前列腺切除术示意图

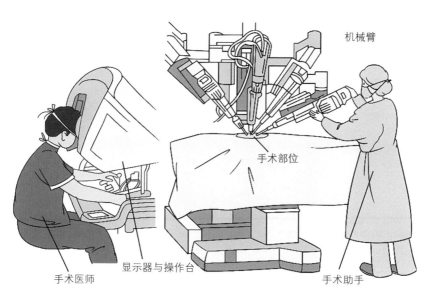

机器人辅助腹腔镜根治性前列腺切除术示意图

当前研究发现，开放根治性前列腺切除术、腹腔镜根治性前列腺切除术及机器人辅助腹腔镜根治性前列腺切除术在肿瘤切除效果及患者术后排尿功能、性功能的评估结果等方面并无明显差异。因此，这3种手术方式中，没有哪一种术式是作为必须优先推荐的术式。与开放根治性前列腺切除术相比，腹腔镜根治性前列腺切除术及机器人辅助腹腔镜根治性前列腺切除术损伤较小，患者术后恢复更快，住院时间更短，但医疗费用则显著增加，尤其是机器人辅助腹腔镜根治性前列腺切除术，由于需要使用机器人这一高端设备，医疗费用明显高于前两者，因此还未被广泛推广。目前，腹腔镜根治性前列腺切除术是应用最广泛的手术方式。

腹腔镜根治性前列腺切除术要点简述如下。

（1）患者在接受全身麻醉后，医生在其腹部做3～5个微创手术切口（切口一般长1～3 cm）。

（2）腹腔镜摄像头、手术器械等设备通过这些微创手术切口进入患者腹腔内。摄像头可将腹腔内影像实时传输至显示器，医生通过观看显示器来辨别腹腔内的器官结构。

（3）手术医师在助手的辅助下，利用各种腔镜手术器械将患者的前列腺及其附属结构，如双侧精囊、双侧输精管壶腹部、部分膀胱颈等全部切除，然后再将膀胱与尿道吻合。

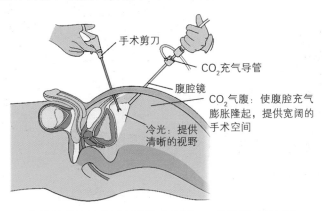

手术剪刀

CO_2充气导管

腹腔镜

CO_2气腹：使腹腔充气膨胀隆起，提供宽阔的手术空间

冷光：提供清晰的视野

腹腔镜根治性前列腺切除术步骤1：做微创手术切口

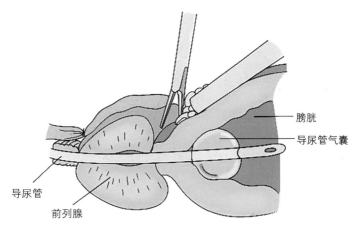

膀胱

导尿管气囊

导尿管

前列腺

腹腔镜根治性前列腺切除术步骤 2：游离膀胱和前列腺

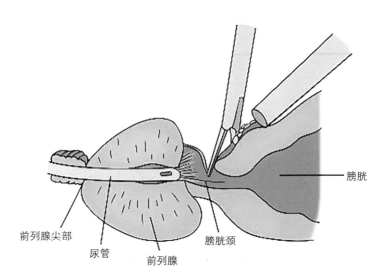

膀胱

前列腺尖部

尿管

前列腺

膀胱颈

腹腔镜根治性前列腺切除术步骤 3：切断膀胱颈

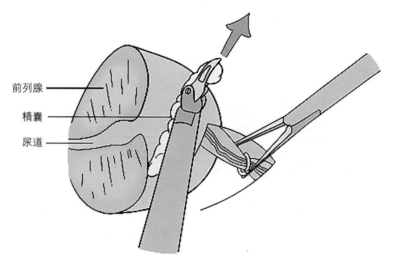

前列腺

精囊

尿道

腹腔镜根治性前列腺切除术步骤 4：处理双侧精囊及输精管

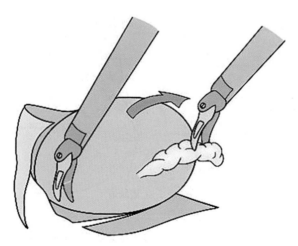

腹腔镜根治性前列腺切除术步骤 5：处理前列腺尖端，切断尿道

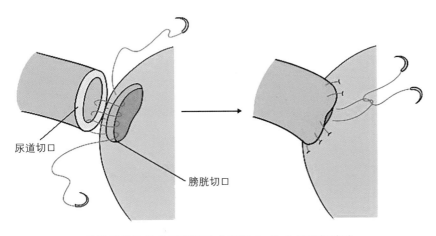

尿道切口

膀胱切口

腹腔镜根治性前列腺切除术步骤 6：吻合尿道与膀胱

（4）保留男性性功能的技术：传统的根治手术为保证手术范围，难免损伤前列腺毗邻的阴茎勃起相关的血管和神经，易造成术后患者勃起功能的丧失。研究发现，若术中保留前列腺固有包膜两侧的神经血管束，则可较好地保留患者的性功能，患者术后仍可进行正常的性生活，显著提高患者的生活质量。需要注意的是，手术的原则首先是保证肿瘤根治，其次才是最大限度地保留性功能。因此，是否采取保留性功能的技术，应根据患者的病情特征由手术医师具体分析，对于病情不适合者，不宜盲目追求保留性功能。同时，该技术对手术医师的经验要求较高，建议患者就诊于国内大型医疗中心。

（5）由于缝合后的尿道恢复需要一定时间，术后需要留置导尿管帮助患者排尿。患者下腹部需留置 1 根或 2 根引流管，以引流腹腔渗出液，促进伤口愈合。

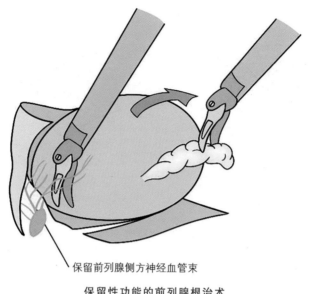

保留前列腺侧方神经血管束

保留性功能的前列腺根治术

4. 根治性前列腺切除术术前需要准备的内容有哪些?

（1）明确前列腺癌的诊断：病理检查确诊为前列腺癌；完善mpMRI、全身骨扫描等检查，确定肿瘤局部分期、有无远处转移。

（2）患者应详细告知医生既往疾病史、用药史，若长期服用抗凝血功能的药物，为了手术安全，需遵从医嘱暂时停用相关药物一段时间。建议服用华法林、氯吡格雷、阿司匹林等药物的患者术前停药 7～10 d，服用阿哌沙班、达比加群、利伐沙班的建议停药 2～5 d；必要时可考虑低分子肝素桥接治疗。

（3）完善术前常规项目检查：如血常规检查、血生化检查、凝血功能检查、胸部 X 线检查、心脏功能检查。通过这些检查来评估患者的全身状况，以确定患者能否耐受手术。对于患者的并存疾病，及时请相关科室医生会诊，协助诊治，使患者全身状况处于较为平稳状态，以降低手术风险。

（4）完善 ABO 与 Rh 血型鉴定，做好术前备血工作。

（5）做好手术区域的清洁工作，患者于术前 1 d 将腹部、会阴部及大腿内侧毛发完全剔除，可用肥皂水清洗上述部位，以减轻术后感染风险。

（6）术前 1 个月戒烟戒酒。术前 1 d 禁食，行清洁灌肠。

（7）术前患者及家属应充分了解患者病情，知晓术中风险及术后并发症，并签署知情同意书。

（8）调整心理状态。术前患者往往有担心、恐惧和焦虑的情绪，甚至可能出现心慌手抖、不思饮食、失眠多梦等情况，既想接受手术又害怕手术，处于一种较为矛盾的状态。不良的心理状态会影响术后恢复效果，因此需及时调整心理状态。家属宜多安抚鼓励，以增强患者的信心；倾听患者的需求，不隐瞒病情；耐心解释有助于患者积极配合治疗，可指导患者采取放松训练，减轻焦虑。

5. 根治性前列腺切除术的风险及并发症有哪些？

总的来说，由于技术的进步，目前根治性前列腺切除术的风险是比较低的，患者应正确认识手术风险及相关并发症，不必过于担忧。

（1）麻醉相关风险：术中一般采用全身麻醉。麻醉药物注入静脉，药物作用于大脑后，患者逐渐意识消失、肌肉松弛、感受不到任何疼痛，往往是睡了一觉后醒来，手术就已经完成了。麻醉后较为常见的不适主要为轻微头晕头痛、恶心呕吐等，这些不适大多是暂时性的，对身体的功能影响较小。一些可能危及生命安全的特殊情况发生率极低，无须过度担心。

（2）术中相关风险：手术过程中可能会对周围组织器官有轻微损伤；较大的血管损伤可能会导致术中出血较多。术中可能会根据患者病情改变手术方案，例如转为开放手术、中止手术等。此外，对于合并多种疾病的中老年患者，手术可能诱发心脑血管意外，术前应注意相关疾病的调理。

（3）术后并发症：术后短期并发症主要包括感染、出血、深静脉血栓形成、应激性溃疡、尿瘘、淋巴漏等；远期并发症主要包括盆腔粘连、肠梗阻、尿失禁、性功能障碍、膀胱颈挛缩、尿道吻合口狭窄等。

6. 根治性前列腺切除术术后需要注意的事项有哪些？

（1）患者麻醉苏醒后返回病房需行心电监护、吸氧，以监测生命体征变化；若生命体征不稳定，可能需要转至重症监护病房观察。

（2）随着麻醉减弱，手术伤口处的疼痛感觉会明显加剧，患者可选择是否需要使用镇痛泵来缓解疼痛。若疼痛较为剧烈，排除其他疾病后，还可加用静脉止痛药物。通常术后2～3 d疼痛逐渐减轻，可撤除镇痛泵。

（3）保持管道通畅。患者需留置腹腔引流管和导尿管，应注意不要让管道滑脱、移位，保持管道通畅。若引流液为鲜红色，且逐渐加重，应及时告知医生；若引流管堵塞、引流不畅，也应及时告知医师。一般术后3～5 d可视引流液情况拔除腹腔引流管；导尿管需待尿道与膀胱的吻合口愈合较好后才可拔除，一般需2～3周。

（4）术后患者需缓慢恢复饮食。一般术后1 d可饮少量水；术后2 d若肛门排气，可进流质饮食；术后3～4 d，胃肠道若无特殊不适，可过渡至半流质饮食，并逐步恢复正常饮食。

（5）预防下肢深静脉血栓。术后长期卧床会使血流减慢，血液易凝固成血栓，导致下肢深静脉血栓的形成。若深静脉血栓形成后脱落，流入肺动脉，可引起肺栓塞导致呼吸困难，严重者可迅速死亡。因此术后应尽早活动肢体，术后1 d可在陪护人员的帮助下在床上活动四肢；术后2 d，若无明显不适，可下床在床旁慢走；术后3～5 d，可逐渐增加活动量，至恢复正常活动。若出现下肢突发肿胀、疼痛等下肢深静脉血栓形成的症状，应及时告知医生。

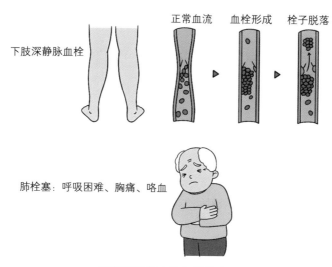

下肢深静脉血栓与肺栓塞

（6）伤口应保持干燥、清洁，通常需 2～3 d 换药 1 次。若伤口红肿、流脓，应及时告知医生并予以处理。

知识小课堂

手术后为什么要等排气后才能进食？

腹部手术和麻醉药物的作用通常会抑制胃肠道的蠕动，若此时进食，胃肠道难以有效消化食物，会加重胃肠道的负担，造成不适，还可能引起相关并发症。

"肛门排气"即我们俗称的"放屁"，术后放屁了，就表明胃肠道蠕动功能已逐渐恢复，此时开始逐步恢复饮食，不会加重胃肠道的负担。及时地恢复饮食还有利于患者身体功能的恢复。

第三节 放射治疗及其他局部治疗

一、放射治疗

放射治疗（简称放疗）是利用放射线杀伤癌细胞来达到治疗疾病的目的的。根据治疗目的的不同，放疗可分为根治性放疗、术后放疗、转移灶放疗、姑息性放疗。

1. 根治性放疗

对于局限性前列腺癌，根治性放疗属于治愈性治疗手段，可达到根治性前列腺切除术类似的效果。对于高危局限性前列腺癌，根治性放疗相较于手术治疗有着较高复发的风险，通常还需联合内分泌治疗。

2. 术后放疗

（1）术后辅助放疗：对于前列腺根治术后的患者，若存在复发高危因素（如切缘阳性、淋巴结阳性、精囊侵犯等），可进行放疗，以预防复发。

（2）术后挽救性放疗：对于前列腺根治术后出现生化复发或局部复发的患者，排除远处转移后，可进行挽救性放疗。

3. 转移灶放疗

对于转移性前列腺癌患者，在转移灶数量较少（不超过 5 处转移灶）的情况下，可在内分泌治疗的基础上进行原发灶的手术治疗，同时联合转移灶放疗，有助于控制病情进展。

4. 姑息性放疗

对于前列腺癌晚期患者，在出现严重排尿困难、血尿以及其他肿瘤压迫症状，或是出现内脏转移时，姑息性放疗可在一定程度上改善症状，从而减轻患者痛苦。

5. 放射治疗的分类

按照射方式不同，放射治疗主要可分为外放射治疗和近距离放射治疗。其中，外放射治疗又包括三维适形放射治疗、调强适形放射治疗、立体定向放射治疗等，近距离放射治疗包括暂时性粒子植入治疗和永久性粒子植入治疗等。

（1）外放射治疗的原理是在体外使用放射源释放放射线，定位于肿瘤处，利用放射线来杀死癌细胞。治疗过程类似于进行 CT 检查，1 个疗程需进行多次照射，每次治疗时间一般几分钟。

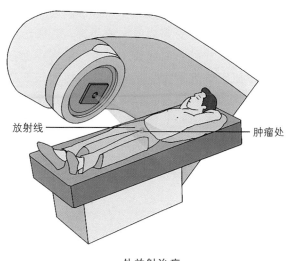

外放射治疗

（2）近距离放射治疗的原理是将放射性粒子植入前列腺内部，这些放射性粒子在体内可持续不断地释放短距离的放射线，杀死周围的癌细胞。治疗过程类似前列腺穿刺术，数十分钟即可完成。

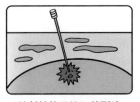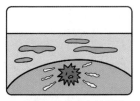

放射性粒子植入前列腺　　　　　　持续释放短距离放射线

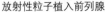

近距离放射治疗

6. 放射治疗的并发症有哪些？

由于放射治疗无法像手术治疗一样精准切除肿瘤，放射线在杀死癌细胞的同时，不可避免地也会杀死邻近组织的正常细胞，因此直肠及泌尿生殖系统器官会受到放射线的伤害，造成治疗后的并发症。患者常有尿路刺激症状，如尿频、尿急、尿痛，也有可能出现血尿、尿失禁、排尿困难等；直肠刺激症状，如肛门下坠感、里急后重，严重者还出现腹泻、便血、膀胱直肠瘘等并发症。基于放射治疗的诸多并发症，目前国际上各大临床指南已不推荐将放射治疗作为早、中期前列腺癌的局部治疗手段，也不推荐将放射治疗作为晚期患者唯一的治疗选择。

二、其他局部治疗

研究发现，对于低侵袭性的局限性前列腺癌，一些局部治疗，如冷冻消融、高能聚焦超声、不可逆电穿孔等，也可达到一定的治疗效果。但是，需要注意的是，这些局部治疗的确切治疗效果仍然缺乏长期研究证据，尚处于临床研究阶段，需谨慎选择。

1. 冷冻消融治疗

治疗过程类似于穿刺过程，需在超声的引导下，将冷冻消融针穿刺入前列腺内，短时间的极低温度使针尖周围形成冰球，使得该区域的正常细胞与癌细胞发生坏死，以达到治疗疾病的目的。

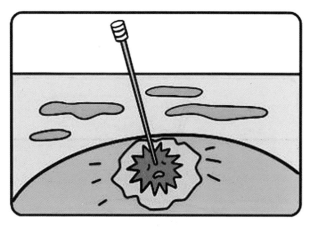

冷冻消融治疗

2. 高能聚焦超声治疗

治疗时将高能超声波聚焦于可疑病灶区域，利用其能量形成的高温使局部蛋白质变性、细胞坏死，从而达到杀伤癌细胞的目的。

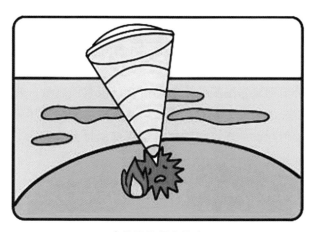

高能聚焦超声治疗

3. 不可逆电穿孔治疗

不可逆电穿孔治疗是利用短而强烈的电脉冲作用于细胞膜，导致细胞膜上形成纳米孔，引起细胞凋亡，从而达到控制肿瘤的目的。

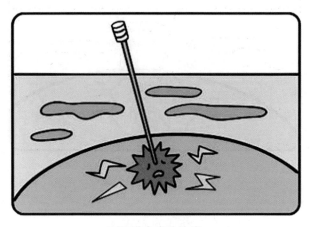

不可逆电穿孔治疗

第四节 内分泌治疗与新型内分泌治疗

大部分前列腺癌细胞的生长都需要雄激素的刺激，若缺少雄激素，前列腺癌细胞的生长就会受限，甚至发生凋亡、坏死。前列腺癌的内分泌治疗就是通过阻断雄激素或抑制雄激素活性来抑制前列腺癌的一种治疗方法，又称雄激素剥夺治疗。

一、内分泌治疗的方法有哪些？

1. 去势治疗

（1）手术去势治疗：通过外科手术切除双侧睾丸，使体内睾酮水平迅速下降。

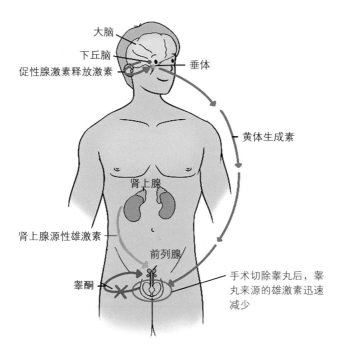

大脑

下丘脑

促性腺激素释放激素

垂体

黄体生成素

肾上腺

肾上腺源性雄激素

前列腺

手术切除睾丸后，睾丸来源的雄激素迅速减少

睾酮

手术去势治疗后对内分泌轴的影响

（2）药物去势治疗：通过药物抑制促性腺激素释放激素的分泌，利用下丘脑-垂体-性腺轴的反馈作用，间接使睾丸分泌的睾酮缓慢逐渐减少。药物主要有促性腺激素释放激素类似物（如亮丙瑞林、戈舍瑞林、曲普瑞林等）和促性腺激素释放激素拮抗剂（如地加瑞克）。

手术去势治疗简便、快捷、经济，但是可能会给患者带来较大的心理负担。药物去势治疗无须手术，保留了完整的器官，患者心理上更能承受；还可以采取间歇性内分泌治疗的方式，停用去势药物后体内雄激素可逐渐恢复。药物去势治疗的缺点是时间长，通常需每1个月或每3个月接受1次皮下药物注射，经济负担较大。

去势治疗后，由于体内雄激素水平下降，会出现相关不良反应，如性欲下降、性功能减退、潮热、骨质疏松等，这些不良反应对患者生活有一定影响。此外，在使用促性腺激素释放激素类似物初期，体内睾酮水平会突然升高，即出现所谓的闪烁现象，此时会促进前列腺癌细胞的生长，导致前列腺癌的相关症状如骨痛、排尿困难等加重。因此在使用促性腺激素释放激素类似物初期需使用抗雄激素药物拮抗治疗，以改善症状。使用促性腺激素释放激素拮抗剂地加瑞克时不会有闪烁现象，不需加用抗雄激素药物。

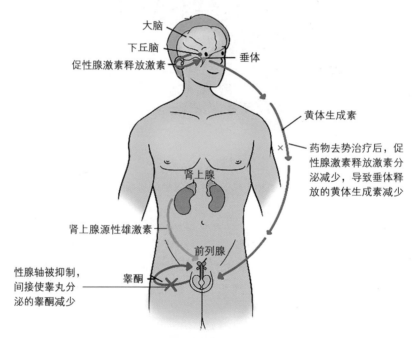

药物去势治疗对内分泌轴的影响

药物去势治疗后，下丘脑-垂体-睾丸这一内分泌性腺轴被抑制（图示绿色箭头）

2. 抗雄激素治疗

抗雄激素类药物是一类雄激素受体拮抗剂，与去势药物不同，这类药物主要是阻断雄激素与前列腺癌细胞的结合，使得癌细胞不能接收到雄激素的信号，从而抑制癌细胞的生长。药物主要有非甾体类抗雄激素药物（如氟他胺、比卡鲁胺等）和甾体类抗雄激素药物（如醋酸环丙孕酮等）。这类药物除了会有去势相关不良反应，还可能出现药物所致的心血管毒性和肝毒性，使用时应注意监测。

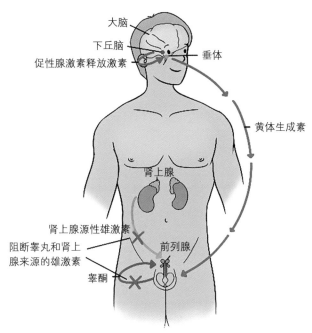

最大雄激素阻断治疗对内分泌轴的影响

最大雄激素阻断治疗：去势治疗＋抗雄激素治疗

3. 使用抑制雄激素合成的药物

抑制雄激素合成的药物可直接抑制雄激素的生物合成，从而降低体内雄激素水平。药物主要有酮康唑等。

二、内分泌治疗的常用方案有哪些？

内分泌治疗的常用方案分类详见表 5-2。

表 5-2　内分泌治疗常用方案

治疗方案	具体应用
单纯去势治疗	只选择手术或药物去势治疗
单纯抗雄激素治疗	只选择单一抗雄激素药物治疗
抑制雄激素合成	只选择单一抑制雄激素合成的药物治疗
最大雄激素阻断治疗	同时阻断睾丸和肾上腺来源的雄激素，治疗方式通常为去势治疗＋抗雄激素治疗
间歇性内分泌治疗	内分泌治疗后 PSA 小于 0.2 ng/ml 时，停止治疗一段时间，再继续进行内分泌治疗。这样可降低治疗的副作用，减轻医疗负担，同时还有助于延缓疾病进展至去势抵抗性前列腺癌
根治性手术前行新辅助内分泌治疗	在根治性手术前使用内分泌治疗有助于缩小肿瘤体积，降低肿瘤分期，减少切缘阳性率
根治性手术后行辅助内分泌治疗	在根治性手术后使用内分泌治疗可以控制残余病灶及转移病灶，减少复发风险，延长生存时间

以上治疗方案的具体应用应根据患者病情的发展，由医师和患者共同协商作出针对性的选择。

三、哪些患者需要进行内分泌治疗?

（1）无法接受治愈性治疗的患者：①转移性前列腺癌患者，已失去手术机会，可行内分泌治疗控制肿瘤进展；②局限性或局部进展期前列腺癌患者，因年龄或身体状况等因素，无法耐受有创性治愈性治疗。

（2）准备接受根治性手术的患者。高危前列腺癌患者在根治性手术前进行新辅助内分泌治疗有助于缩小肿瘤体积，提高手术治疗的效果，减少切缘阳性率。

（3）已经接受根治性手术的患者：①根治性手术后使用辅助内分泌治疗的患者；②根治性手术后局部复发和远处转移者。

四、去势抵抗性前列腺癌是什么?

对于接受常规内分泌治疗的患者，随着治疗时间的延长，疾病大多难以避免地进展为去势抵抗性前列腺癌。此时，常规内分泌治疗效果显著降低，已无法抑制癌细胞的生长。处于此状态的患者，生活质量下降，生存时间明显缩短。

去势抵抗性前列腺癌的诊断标准：患者经内分泌治疗后，血睾酮水平已达去势标准（<50 ng/dl 或 <1.7 nmol/l），但是疾病仍处于进展阶段。疾病进展可从 PSA 进展或影像进展进行评估。

（1）PSA 进展：PSA 水平持续高于 2 ng/ml；每周测定 1 次 PSA 水平，连续 3 周 PSA 都持续升高，且较基线值升高 50％以上。

（2）影像进展：影像学检查发现新的病灶，如骨扫描提示 2 处及以上的新发转移病灶，或者出现新发软组织病灶。

五、新型内分泌治疗药物有哪些?

与常规内分泌治疗药物相比，新型内分泌治疗药物能够继续抑制去势抵抗性前列腺癌的发展，对改善患者症状、延长生存时间起到了巨大的作用。当前新型内分泌治疗药物主要有阿比特龙、恩杂鲁胺、阿帕他胺、达罗他胺等。

1. 阿比特龙

一种抑制雄激素合成的药物。该药通过抑制 CYP17 酶，不仅能够阻断睾丸内雄激素的合成，还能够显著阻断肾上腺、前列腺癌组织内部雄激素的合成，相较于常规内分泌治疗能够更加全面地抑制雄激素的生成。

2. 恩杂鲁胺

一种新型非甾体类抗雄激素药物。其与雄激素受体的结合力是比卡鲁胺的 5～8 倍，能够显著阻断雄激素受体，抑制雄激素信号的传导。

3. 阿帕他胺

一种新型非甾体类抗雄激素药物。该药是恩杂鲁胺优化后的产物，副作用显著下降。其与雄激素受体的结合力是比卡鲁胺的 7～10 倍，疗效也进一步提升。它是首个被批准用于非转移性去势抵抗性前列腺癌治疗的药物。

4. 达罗他胺

一种新型非甾体类抗雄激素药物，已被批准上市用于非转移性去势抵抗性前列腺癌的治疗。研究发现，该药能显著抑制肿瘤的转移、减轻前列腺癌相关症状。副作用较小是该药的一个优点。

第五节　化学治疗

　　化学治疗（简称化疗）是指使用化学细胞素药物来抑制或杀伤癌细胞。药物进入血液后，可分布于全身大部分组织器官，因此，化疗对癌症的原发病灶和转移病灶均有治疗作用。由于化疗药物不具有特异性，与其他治疗方式相比，化疗在杀伤癌细胞的同时，也会明显杀伤正常细胞，有比较大的毒副作用。因此，目前化疗主要用于晚期患者的治疗，用以延长晚期患者的生存时间、减轻相关症状、提高生活质量。

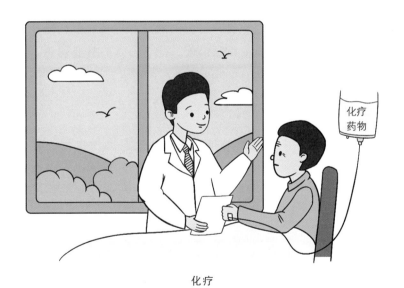

化疗

　　目前常用的化疗药物主要有多西他赛、卡巴他赛、米托蒽醌等。常用的化疗方案主要有多西他赛联合泼尼松方案（DP方案）、米托蒽醌联合泼尼松方案（MP方案）、卡巴他赛联合泼尼松方案（CP

方案）。其中，DP 方案是转移性去势抵抗性前列腺癌的标准治疗方案。

DP 方案的适应人群：①未接受化疗的去势抵抗性前列腺癌患者，且全身状况良好，可以耐受化疗；②曾经接受过 DP 方案化疗的患者，若既往治疗有较好的反应，在全身状况良好的情况下，可重新进行 DP 方案化疗；③合并神经内分泌分化的去势抵抗性前列腺癌患者。

第六节　晚期患者的姑息性治疗

尽管前列腺癌的治疗方式近年来已有了很大进步，但是对于特别晚期的极高危前列腺癌患者，目前仍然没有比较有效的治愈系方案。因此，提供积极的对症治疗措施、减少患者的身心痛苦，以及提高患者的生活质量显得至关重要。

一、改善下尿路症状的治疗

对于出现尿路梗阻所致的排尿困难、反复大量血尿、直肠梗阻、直肠尿道瘘等并发症的患者，可采取手术治疗，如经尿道前列腺电切术、前列腺切除术、前列腺膀胱切除术等。这些手术对于控制肿瘤进展已没有明显作用，治疗的目的不是为了治愈疾病，而是为了减轻痛苦、改善生活质量，让患者能够有尊严地走向人生的终点。因此，选择这些治疗方式时，应充分评估患者的整体状况，患者及家属应充分了解这些治疗的利弊，选择适宜的姑息性治疗手段。

二、缓解骨转移并发症的治疗

大多数晚期前列腺癌患者都会发生骨转移，出现骨相关事件，如病理性骨折、脊髓压迫、剧烈骨痛。对于骨转移并发症的治疗，主要是降低骨相关事件和缓解疼痛。

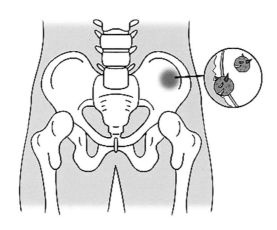

晚期前列腺癌骨转移

1. 降低骨相关事件

（1）双膦酸盐治疗。双膦酸盐可抑制破骨细胞的活性，从而减缓其对骨质结构的破坏，有效缓解骨痛、减少骨相关事件的发生。

（2）分子靶向治疗。地诺单抗是一种单克隆抗体，可有效抑制破骨细胞的活性，减少其对骨质结构的破坏。有研究显示，地诺单抗在预防病理性骨折方面优于双膦酸盐，但低钙血症和下颌骨坏死的发生率则高于双膦酸盐。

在使用这些药物时，应注意预防药物的不良反应，可在治疗时补充钙和维生素 D。此外，双膦酸盐与地诺单抗对转移灶的癌细胞无杀伤作用，因此，对于转移灶的治疗，仍然需联合放疗、内分泌治疗、手术治疗、化疗等多种治疗方式。

2. 缓解疼痛

镇痛治疗应遵循 WHO 关于癌症三阶梯止痛治疗的五项基本原则：口服及无创途径给药；按阶梯给药；按时给药；个体化给药；

注意具体细节。根据疼痛级别给出的合理用药建议见表 5-3。

表 5-3   不同疼痛级别的合理用药建议

疼痛级别	用药建议
轻度疼痛	①非甾体消炎药；②阿片类与非甾体消炎药的复方制剂
中度疼痛	阿片类镇痛药＋非甾体消炎药/阿片类与非甾体消炎药的复方制剂，还可适当联合应用辅助药物，如抗抑郁药、抗惊厥药等
重度疼痛	强阿片类镇痛药＋非甾体消炎药/阿片类与非甾体消炎药的复方制剂

(陈瑞宝   曾晓勇)

第六章

前列腺癌患者的随访与自我管理

一、为什么要随访？

随访是癌症患者全程管理中不可或缺的一环。随访的目的是评估治疗后肿瘤的控制情况，确保治疗的依从性，并根据随访结果在适当的时候调整治疗方案，从而为患者带来长久的健康获益。此外，随访还可以监测治疗过程中产生的副作用或者并发症、脏器功能结果，以及时地评估患者的心理状态，并提供心理支持。前列腺癌的自然病程较长，治疗复杂多样，因此，前列腺癌患者经过综合治疗后进行长期的密切随访是非常有必要的。

简单来说，初次治疗并不代表万事大吉，随访不可忽视。密切随访可以及时发现问题，有利于及时解决问题，确定更好的下一步治疗计划，更有利于疾病的全程管理、改善患者的预后和提高患者的生活质量。

二、随访的内容有哪些？

随访必须个体化，没有一个完全循规蹈矩的方案。即使目前有相关随访指南发布，但是临床上有时候根据病情发展的情况可能需要超出当前指南范围对患者进行随访，因此由患者的主治医师来制订个性化的随访方案是非常有必要的。

手术治疗后的患者主要是观察肿瘤控制情况，需要随访 PSA 水平的变化，必要时行直肠指诊；有复发或疾病进展的迹象时进行骨扫描、腹部 CT、mpMRI 或者 PET/CT 扫描、穿刺活检等检查。另外，还要关注相关并发症的情况，比如排尿是否通畅、有无尿失禁、勃起功能是否正常等，出现并发症之后需要及时进行干预，争取获得较高的生活质量。

对于接受内分泌治疗的患者，除了上述内容，还需要进行血清睾酮水平的检测来评估疗效，进行血生化全套检查来监测药物不良反应，同时还要关注代谢相关并发症，比如心血管疾病、精神心理健康、代谢综合征和骨折风险等一系列问题。对于去势抵抗性前列腺癌患者，则应进行更为全面的诊查，主要包括询问详细病史、体格检查、血液检查、影像学检查等。

三、随访的时机是怎样的？

对于随访的时机，可根据疾病的基本情况、治疗方式的不同，以及疾病在随访期间是否进展等灵活决定。随着疾病的进展，随访间期也需缩短。

对于手术治疗后的患者，术后 6 个月内均需每月定时随访 1 次，以评估手术治疗效果。若 PSA 持续降低至 0.2 ng/ml 以下，则每 3 个月随访 1 次。若 PSA 稳定于 0.2 ng/ml 以下至术后第 2 年，则此后每 6 个月随访 1 次直至术后第 3 年。自第 4 年开始每年随访 1 次。如果 PSA 检测不到或持续低水平，是否应停止随访应与主治医师共同协商决定。随访期间怀疑复发可能者，则应缩短随访间期，及时采取辅助治疗手段。

对于接受内分泌治疗的患者，在开始治疗后的第 3 个月和第 6 个月进行随访评估。若病情较为稳定，可以每 3～6 个月随访 1 次，疾病进展时则需灵活调整随访方案。对于去势抵抗性前列腺癌患者，随访方案应根据患者情况制订，病情较为稳定时，可每 2～3 个月进行 1 次血液检测，每 6 个月进行 1 次影像学检查，病情变化时及时调整。

四、常见的随访异常及处理

1. 血清 PSA 水平

血清 PSA 水平监测是前列腺癌治疗后随访的一个基本手段，可将其作为疗效和预后的重要评价指标。

对于低、中危前列腺癌患者，根治性前列腺切除术后 6 周 PSA 应低于 0.1 ng/ml，PSA 水平仍然升高说明体内可能有产生 PSA 的组织，提示体内可能还残存前列腺癌病灶。目前认为术后连续两次检测 PSA 超过 0.2 ng/ml 提示前列腺癌生化复发可能，PSA 水平迅速升高提示前列腺癌有远处转移的可能。

对于接受根治性放疗的患者，因为前列腺没有被切除，PSA 水平下降较为缓慢，通常下降后的 PSA 最低值越低，预后越好。不论是否应用其他治疗，放疗后 PSA 超过 2 ng/ml 时则为放疗后生化复发。

同样，接受内分泌治疗后监测 PSA 水平可以判断疗效和疾病进展。需要注意的是，PSA 水平有时不能完全反应疾病状况，部分患者出现疾病进展时，PSA 水平仍可不升高，因此不可将此单一指标作为判断病情的标准。

对随访发现的 PSA 水平异常的患者通常需要进行进一步的检查评估，如进行全身骨扫描、mpMRI、PET/CT 等，以了解是局部复发还是远处转移，以及时进行术后辅助治疗。

2. 直肠指诊

随访过程中直肠指诊不必作为常规项目，当复查发现 PSA 水平升高，可以通过直肠指诊来初步判断前列腺区有无新出现的结节，同时需结合影像学检查判断是否存在前列腺癌局部复发。

3. 影像学检查

影像学检查包括超声、骨扫描、CT、mpMRI、PET/CT 等，这些影像学检查结果可以为局部复发和远处转移提供证据。PSA 水平升高时，需根据病情选择合适的影像学检查。PSA 水平越高，影像学检查的阳性率也会越高。此外，只要怀疑有局部复发和远处转移风险，即使 PSA 水平正常也有必要进行影像学检查。

4. 实验室检查

血常规和肝功能指标可以反映疾病的进展和内分泌治疗的毒副作用；肾功能检测可以反映肿瘤压迫上尿路导致肾积水、肾功能不全等情况；怀疑肝肾功能损伤时，还需进行肝、肾彩超等检查，出现严重肝肾功能损伤的患者应及时调整治疗方案。

接受去势治疗的患者需定期检测血清睾酮水平，达到去势标准是去势治疗的一个基本目标，若不能维持去势标准则需考虑调整治疗方案。

5. 心血管事件与代谢性综合征的监测及预防

去势治疗导致的激素水平异常会干扰人体正常代谢，增加心血管事件和糖尿病发生的风险。患者应前往内分泌科、心血管内科等相关科室，监测并控制血糖、糖化血红蛋白、血脂、血压，使其处于相对平稳的水平。长期接受内分泌治疗的患者，应进行骨密度测定，监测碱性磷酸酶、血钙浓度、维生素 D 等指标，以及时评估骨相关事件的风险并及时进行药物治疗，预防骨相关事件。

6. 生活质量和心理状态监测

患者接受治疗后可出现各种并发症，如排尿障碍、性功能障碍等，尤其是接受内分泌治疗后会出现代谢并发症、性欲下降、勃起功能障碍、潮热、骨质疏松、肥胖等，严重影响患者的生活质量。部分患者可能有抑郁、紧张、焦虑、易怒等心理状态，需要及早发现，及时就诊于精神心理相关科室并予以疏导。

（曾晓勇　王柽仙）

第七章

前列腺癌患者的饮食

一、前列腺癌患者的日常饮食应该注意哪些？

遵循均衡饮食的理念并养成良好的饮食习惯不仅有助于各种癌症的预防与康复，还可以促进全身各系统正常工作，对全身都有益处。

1. 饮食结构合理

《黄帝内经》有云："五谷为养、五果为助、五畜为益、五菜为充，气味合而服之。"食物种类丰富多样，搭配合理，不偏食，才能有助于我们身体的健康。主要建议如下。

（1）以谷物、薯类、杂粮为主食，可以提供日常活动所需的能量。可选全麦、糙米、燕麦、玉米、小米、高粱、土豆、红薯等。

（2）多摄入新鲜蔬菜、水果，以获得丰富的维生素和矿物质。

（3）适量摄入动物性食物，以提供丰富的优质蛋白供机体所需。可选各种新鲜的肉类、蛋类、海鲜等。

（4）适量摄入乳制品、大豆及其制品、坚果等。

（5）提倡低脂、清淡饮食，不过度烹饪食物，减少油脂和盐的摄入量。深加工及腌制食品、油炸食品均应避免食用。

（6）适量饮水，少喝含糖饮料及果汁，减少酒精的摄入量。

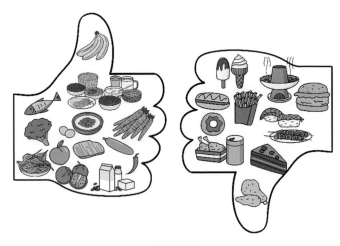

均衡饮食

2. 饮食有节，起居有常

（1）节律饮食，应定时、适量、有规律地进食。

（2）节制饮食，避免过饥、过饱、偏食，尤其禁止暴饮暴食。

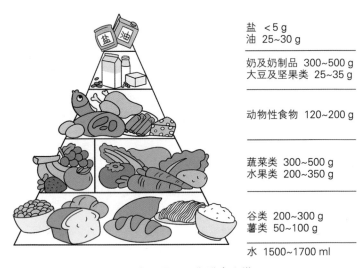

盐　＜5 g
油　25~30 g

奶及奶制品　300~500 g
大豆及坚果类　25~35 g

动物性食物　120~200 g

蔬菜类　300~500 g
水果类　200~350 g

谷类　200~300 g
薯类　50~100 g

水　1500~1700 ml

中国居民平衡膳食宝塔

二、前列腺癌患者特殊情况下的饮食

1. 围手术期的饮食

术前宜食用高蛋白、高维生素、高能量的食物。术前 1 d 应禁食。术后需逐步缓慢恢复饮食，术后 1 d 可饮少量水；术后 2 d 若肛门排气，可进流质饮食，如米汤、肉汤、果汁等；术后 3～4 d，胃肠道若无特殊不适，可过渡至半流质饮食，如米粥、汤面、肉末、蔬菜泥，后续可逐步恢复正常饮食。术后食物宜选择柔软、清淡、无刺激性且易消化吸收的食物，并要求少量多餐。为减少术后腹胀，住院期间最好少食用产气类食物，如萝卜、豆类、洋葱、卷心菜、土豆、红薯等。

2. 化疗患者的饮食

化疗前 1～2 周宜食用高蛋白、高维生素、高能量的食物，做好积极的营养准备。化疗期间最好进食流质或半流质食物，多饮水，少量多餐，进食时间最好与化疗时间错开数小时，以减少恶心、呕吐反应。化疗后，短期内应加强营养，逐步缓慢增加饮食，食物以高蛋白、高维生素、高能量且易于消化吸收的为佳，如蒸蛋、肉末、蔬菜泥、水果泥、米粥等。对于化疗后食欲不振者，可适量食用酸梅汤、酸黄瓜、山楂等食品，或者选择患者日常比较偏爱的食物，也可在饮食中添加适量辛辣刺激性调味料提升食物口味。患者在出院后可逐步恢复正常饮食。

3. 晚期前列腺癌患者的饮食

癌症是一种消耗性疾病，晚期患者常出现营养不良等症状。饮食中应保证优质蛋白的供给，如肉类、蛋类等，多食用富含维生素的新鲜蔬菜水果，食物宜柔软易食，少吃多餐，部分严重营养不良的患者还可到医院接受营养支持治疗。贫血也是晚期患者常见的表现，慢性营养不良、长期慢性失血是主要原因，饮食中要注意铁、维生素 C、维生素 B_{12}、叶酸等营养素的摄入。猪肝、牛肉、羊肉等动物性食物富含血红素铁，有利于人体吸收，是补铁较好的食物。维生素 C 可以促进铁的吸收，可在食用上述食物时，辅以柑橘、猕猴桃、葡萄、西红柿等新鲜蔬菜水果；而茶叶等富含鞣酸的食物会抑制铁的吸收，最好将喝茶与进餐时间错开。维生素 B_{12} 的主要食物来源是猪肝、牛肉、羊肉等动物性食物；叶酸在菠菜、包菜等绿叶蔬菜中较为丰富。此外，癌细胞骨转移及放疗、化疗等可能抑制骨髓的造血功能，由此所致的贫血难以通过常规的饮食加以改善，应及时就医，饮食与药物联合治疗才能取得较好的效果。

（刘丽　姚莎莎）

第八章

前列腺癌患者的家庭护理

一、癌症患者的常规家庭护理

1. 注意个人卫生

应勤洗浴、勤换衣，注意清洗外生殖器；配偶也应注意会阴部的卫生，有助于预防感染。对于卧床患者，家属应协助其清洁口腔、擦拭身体，患者的床上用品应勤清洁、多晾晒。

2. 维持良好的居家环境

居住环境宜宽敞、明亮，保持室内清洁。维持舒适的室温，一般 22~24℃，注意适当开窗通风。

3. 协助患者活动，预防压疮

卧床患者应在家属的协助下进行肢体活动，更换体位，避免关节处长期受压；也可使用海绵床或气垫床等预防压疮的用品。

4. 注意患者身体状况的异常

密切观察患者饮食、睡眠、精神状态、体重等的变化，询问医师患者治疗后可能出现的不良反应，对于发现的异常情况，应及时就医处理。老年患者往往合并多种疾病，如高血压、糖尿病、冠心病等，应注意这些疾病的病情变化，督促患者定时、定量服药治疗。

5. 心理健康护理

患者受病痛折磨，往往出现焦虑、易怒、烦躁等不良情绪，家属应与患者充分沟通，倾听诉求，疏导其不良情绪。

二、手术治疗后的患者的家庭护理

1. 导尿管的护理

患者接受根治性前列腺切除术后，需常规留置导尿管 2～3 周，大多数患者需要带导尿管出院。留置导尿管期间应注意保持导尿管引流通畅，避免受压、折叠，尿袋位置应低于膀胱，建议与膝盖平齐。妥善固定导尿管及尿袋，避免活动或改变体位时因牵拉导致导尿管或尿袋脱出。若不慎脱出，不要自行插回导尿管，建议立即就医处置。

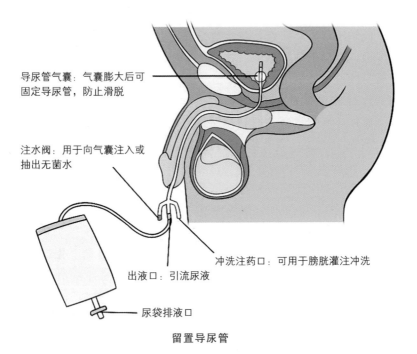

导尿管气囊：气囊膨大后可固定导尿管，防止滑脱

注水阀：用于向气囊注入或抽出无菌水

冲洗注药口：可用于膀胱灌注冲洗

出液口：引流尿液

尿袋排液口

留置导尿管

不要让尿袋内的尿液留存过多，最好不要超过 3/4。每天更换尿

袋，更换尿袋前后注意清洁手部。患者宜多饮水，每天饮水量不应少于2 500 ml，24 h尿量不宜少于2 000 ml。注意观察尿液的变化，发现导尿管堵塞、尿液明显变浑浊或有鲜红色出血等情况时，应及时就医处置。每天可使用干净的温盐水或生理盐水清洁尿道口、周围皮肤以及导尿管表面。

导尿管的刺激可能会引起不同程度的膀胱痉挛，可热敷下腹部、辅助按摩来缓解疼痛，必要时遵医嘱进行药物治疗。因导尿管头部有一个膨大的气囊，患者不可自行拔出导尿管，以免损伤尿道，相关操作需专业人士进行。拔除导尿管后3 d内可能会出现轻微血尿、排尿不适、暂时性尿失禁，注意多饮水，症状一般可自行缓解。

2. 手术伤口的护理

腹腔镜手术伤口一般长1～2 cm，大多数小伤口1周以内就能逐渐闭合。出院后，只需保持伤口清洁、干燥即可，可每2～3 d用碘附涂抹1次，观察伤口的变化。缝合伤口的线为可吸收缝线者，线头可自行脱落，不需拆线。开放手术伤口较大，愈合较慢，通常术后7～10 d可拆除缝线，拆线后保持伤口清洁、干燥，可用无菌敷料或创可贴轻轻覆盖3～5 d，每2～3 d用碘附涂抹1次。若伤口出现红肿、化脓，则应立即就诊医院，予以治疗。

3. 尿失禁患者的护理

部分患者在拔出导尿管后容易出现尿失禁，尿控功能的恢复需数月时间。在此恢复期间，建议使用合适的尿垫或纸尿裤，注意及时更换。长期慢性尿液刺激可能会破坏局部皮肤的保护屏障，引起皮疹、瘙痒等不适，故应注意保持会阴部皮肤清洁、干燥，每天可用清洁剂或清水清洁尿道口及周围皮肤，清洁剂选用刺激性小、pH值与皮肤相近的为佳；清洁皮肤时，应轻轻擦拭，避免用力搓洗。清洁后，可使用乳膏、粉剂等皮肤保护剂。对于有一定尿控功能的患者，也可使用尿袋、尿壶等外用接尿产品。鼓励患者进行积极的盆底肌功能锻炼，加强心理疏导，改善焦虑、抑郁等不良情绪。

三、预防深静脉血栓的护理

前列腺癌患者因自身年龄、并存疾病、生活习惯等因素多为下肢深静脉血栓高发人群。下肢深静脉血栓一旦形成，会造成肢体疼痛、肿胀、运动障碍等一系列症状，严重时栓子脱落可引起急性肺栓塞，迅速危及生命。对于此类疾病，在家庭护理中主要以基础预防措施为主，物理预防措施为辅。对于已形成深静脉血栓的患者，应在医生的指导下进行治疗。

1. 基础预防措施

1) 多饮水

若无特殊不适，鼓励患者多饮水，饮水量不少于 2 500 ml/d，以排出的尿液淡黄、清亮为佳。若尿液呈深黄色，说明饮水量不足。

2) 早期活动

(1) 主动运动：主要是下肢关节的屈伸运动，如脚趾屈伸运动、踝关节屈伸运动、膝关节屈伸运动、髋关节屈伸运动。

(2) 被动运动：①从肢体远端向近端的方向按摩患者的腿部肌肉，10～15 min/次，3 次/d；②对于活动不便的患者，可在家属的辅助下进行下肢关节屈伸运动。

(3) 鼓励患者每天下床活动，遵循循序渐进的原则，不可过度劳累。

3) 抬高下肢

患者卧床时，在肢体下垫软枕或使用梯形枕（约 25°），上半身抬高 15°，膝关节屈曲 15°，抬高下肢 15°～30°，以促进下肢静脉血液回流，预防深静脉血栓形成。

4) 改善生活方式

(1) 饮食：宜采用低盐、低脂、富含维生素的清淡饮食。

(2) 保暖：低温可导致患者肢体血管收缩、血流减缓，有诱发及加重血栓形成的危险。

（3）戒烟：烟草中的尼古丁、焦油等有害物质的刺激可损伤血管及导致血液黏稠度增高。

5）温水泡脚

每天早晚使用温水泡脚 10～20 min 可促进血液循环，预防血栓的形成。

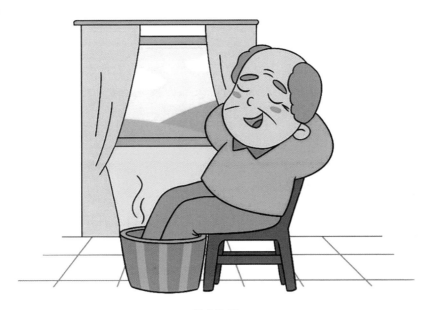

温水泡脚

2. 物理预防措施

间歇充气加压装置、抗血栓梯度弹力袜、足底静脉泵均可促进下肢静脉血流循环、避免血液淤滞，可降低下肢深静脉血栓形成的发生率。在家庭护理中，推荐使用抗血栓梯度弹力袜，可在专业人士的指导下购买符合患者腿型的弹力袜，过膝弹力袜优于膝下弹力袜。

（王晶　陈文）

第九章

前列腺癌患者的康复

前列腺癌患者接受常规治疗后，配合及时有效的康复治疗，能够有效防止病情恶化、预防术后并发症的发生、提高治疗的效果、改善生活质量。下面我们从几个方面来指导患者的康复。

第一节　心理康复

大多数患者确诊癌症后，心理状态会经历剧烈的波动。大致的心理变化如表 9-1 所示。

表 9-1　癌症患者常见心理变化

分期	表现	发生时间
休克—恐惧期	患者在刚刚得知确诊结果后，如晴天霹雳一般，感到震惊和恐惧，严重者甚至可能昏倒在地	1 周内
否认—怀疑期	患者会怀疑医生的诊断，否认患病，甚至四处求医，期待奇迹，希望能得到不同的结果	1～2 周

续表

分期	表现	发生时间
愤怒－沮丧期	在无法改变诊断后，患者会感叹命运的不公，有时易激惹、易怒，甚至攻击他人以发泄不满；有时沮丧、悲伤，内心绝望，严重者可有自伤、自杀倾向	2～4周后
接受－适应期	患者开始接受患病的现实，处于轻度、慢性的痛苦、抑郁之中	4周后

接受治疗有助于改善患者前期的一些不良心理状态，但有时也会出现一些新的心理变化。接受根治性手术治疗后，患者常常出现尿失禁、性功能障碍等并发症，严重损害患者自尊，容易出现自卑、抑郁等情绪。接受化疗和放疗会引起恶心、呕吐等不适，影响患者对治疗的信心。对于不能进行治愈性治疗的患者，往往需进行长达数年的内分泌治疗，患者容易自卑、自责，自觉拖累家人，对生活失去热情，同时也会对医生产生怀疑心理，甚至不遵医嘱，自行采取偏方治疗。因此，应及时对患者的不良心理状态进行干预，让患者保持良好的心理状态有助于病情的恢复。

以下我们提供一些对于患者心理康复的建议，有条件的可寻求专业心理咨询的帮助。出现严重不良心理反应的患者应及时就诊于心身医学科或其他精神心理相关科室接受治疗。

1. 治疗期间患者的心理调整

无论是在接受手术或是放疗、化疗前，患者都应充分认知这些治疗方式在获益的同时不可避免地会带来一些不良反应，家属不应过多地隐瞒病情信息，应在恰当的时机将病情信息告知患者本人，避免患者对治疗结果有过高的期待。对于治疗后的不适或并发症，患者不应自行联想或揣测治疗失败，应及时与医护人员沟通，医生及家属应耐心解释，多多给予鼓励和支持，同时指导患者正确认识不同疗法的效果，引导患者发现治疗对身体带来的积极变化，鼓励患者积极配合后续治疗。

2. 慢性病程期患者的心理康复

对于无法根治的疾病，患者往往需要接受综合治疗，并且不断进行随访监测病情，这是一个长期的、慢性进展的过程。因此，合理的心理康复计划是非常有必要的。

首先，对于前列腺癌"病程长、病情反复"的特点，患者和家属应充分了解，并正确地认识"带瘤生存"。"既来之，则安之"，将其当作像高血压、糖尿病一样的慢性病即可，不必谈癌色变。患者和家属应互相支持、鼓励，增强患者对治疗的信心。事实证明，大部分前列腺癌患者经过综合治疗后，都可以获得较长的生存时间，同时维持很好的生活质量。

其次，及时发现患者的不良情绪。可采用一些放松训练疏导其不良情绪，还可以去公园、郊区等处散步，感受大自然的宁静与祥和。

最后，在合理的治疗下，患者要逐步回归正常人的工作和生活。避免长期过于依赖他人的照料。逐步提高生活自理能力，鼓励患者进行一些简单的、力所能及的工作，有利于患者实现自我价值、重拾生活目标。另外，还可以培养一些生活爱好，赏花观鱼、弹琴品茶、写字绘画等皆可。闲来无事时，与朋友时常联系，定期聚会切磋技艺；体力较好者，还可约上三五好友，来一场说走就走的旅行，踏遍祖国的大好河山。

3. 晚期患者的心理调整

随着疾病进展，患者可能陷入痛苦之中。此时，除了改善患者身体的症状，还要及时帮助患者调整心理状态。

亲人和朋友温情的陪伴与鼓励是至关重要的，引导患者表达出内心的情绪和感受，倾听、理解并重视患者的需求，采取各种方法缓解患者的负面情绪。还可以鼓励患者回忆既往愉悦的时光，倾听患者的人生经历，感恩患者对他人带来的积极意义，使患者仍能保持自己的尊严，发现生命的价值。总之，要让患者内心有满足、充实和安稳的感觉，才能在面对生命的不确定性时更加坦然。

患者也要认识到，癌症并不是人生的终点，而要把癌症当成人生的一个新起点。跳出原本生活的枷锁，去追寻自己真正想要的，去弥补曾经错过的遗憾。就如同秋叶缓缓落下，脱离了树枝的束缚，反而可以随风飘舞，展现绚丽的色彩。患者可以列出一个愿望清单，例如寻访多年未见的亲友、重游遥远故乡的山川或动笔撰写一本人生的回忆录等等，然后一步一步去实现，在有限的生命中创造出无限的精彩。

4. 简单的放松训练方法

以下介绍几种简单的放松训练方法，可用于日常疏解患者的不良情绪。

（1）音乐疗法。音乐中所携带的信号经过听觉器官的转换能够作用于患者的大脑，影响患者的情绪。不同旋律、节奏的音乐可产生不同的效应。节奏欢快的曲子能让人乐观向上，积极应对；柔缓抒情的音乐能减少交感神经的活动，放松肌肉，降低血压，安定情绪，有利于睡眠。通过调配合适的"音乐处方"，帮助患者释放压力，唤起内心积极的情绪，在潜意识中把痛苦、焦虑、恐惧等负面情绪转化为积极向上的力量，从而减轻疼痛，加快疾病的康复。

（2）腹式呼吸训练。呼吸时，保持胸部不动，通过膈肌的升降来控制呼吸。呼吸保持深长而缓慢，吸气时膈肌下移，可见腹部明显隆起；呼气时膈肌上抬，腹部回缩。腹式呼吸训练有利于改善肺部通气、调节自主神经的功能、改善大脑血氧供应、调整情绪状态，是一种简单易学的放松方式。

腹式呼吸训练的步骤如下。

第一步：取舒适的坐位或者仰卧位，平静呼吸一段时间，放松全身。

第二步：右手放在腹部感受腹壁运动，左手放在胸部感受胸壁运动。

第三步：深吸气（3～5 s），胸壁保持不动，尽量向外扩张腹部；吸气时尽量用鼻子而不是用口，保持肚子鼓起的状态，屏气1～2 s。

第四步：缓慢呼气（3～5 s），胸部保持不动，尽量向内回缩腹部，然后屏气1～2 s。

重复第三步和第四步进行呼吸，保持呼吸节奏一致，每次呼吸10～15 s，用手感受腹部的起落。

经过多次的练习之后，可以将双手自然放下，用意识感受呼吸即可。每次训练时长可根据自身情绪状况调整。

（3）正念疗法。正念疗法是让患者将注意力集中于当下的内心感受，对周边的事物保持开放和接纳的态度，对患者情绪、情感有积极的调节作用，主要练习方法如下。

静坐冥想：先感觉鼻子吸气，然后把注意力集中在鼻子的呼吸转换上，单纯地关注呼吸，然后全身心地投入下一个呼吸中去。

全身扫描的练习方法：仰身躺下，轻轻地闭上眼睛，通过深呼吸来放松全身，按照一定顺序将注意力依次投入身体的各个部位，体会每一个部位的感受，直到躯干、四肢、头部完全放松。

第二节　躯体功能康复

一、根治性手术后的康复

1. 术后尿失禁的预防与康复

根治性前列腺切除术由于需要对膀胱和尿道进行重新吻合，故容易对尿道外括约肌造成损伤，因此，很多患者在拔除导尿管后会出现暂时性尿失禁（一般 3 个月内可恢复）。尿失禁的发生不利于会阴部的清洁卫生，容易引起感染，同时影响生活及社交，严重降低患者的生活质量，给患者身心带来极大的痛苦。尿道外括约肌的功能可通过盆底肌训练加以恢复。盆底肌训练主要通过重复收缩、放松部分盆底肌来加强盆底肌的力量，促进尿控功能的恢复。术前及术后进行有效的盆底肌训练能够明显地预防和改善尿失禁，以下训练方案供患者参考，可根据自身状况进行选择。

（1）训练前的准备工作：排空尿液，选择一首轻柔舒缓的背景音乐，然后找到盆底肌的位置。盆底肌大致位于阴囊与肛门之间，可以通过中断排尿法来感知，即在排尿过程中使尿流中断，控制尿流中断的肌肉即为盆底肌。

（2）训练细则：平卧或者站立均可，选择自己较为舒适、放松的体位。注意放松腹部、腿部肌肉，腹部不要用力，训练时保持平静呼吸，不要屏气。

（3）主要动作：①缓慢收缩－缓慢放松盆底肌，一缩一放为 1 组，每组维持 10 s，每天练习 3 次，每次 10 组；②快速收缩－快速放松盆底肌，一缩一放为 1 组，每组维持 2 s，每天练习 3 次，每次 10 组；③缓慢收缩－保持－缓慢放松，收缩盆底肌后保持住不放松，尽可能久地保持收紧状态，直到不能坚持后才放松，每天 1 次，每次 10～30 组。

每次训练时，无须一次性做很多组，组间可以休息数分钟。刚开始训练时，可能每次只能保持盆底肌收缩 3～4 s，此时无须担心，这是一个循序渐进的过程，经过长期不断的练习，收缩时间可逐渐增长。训练完后，若出现腰腹部及大腿酸痛不适，说明动作不标准，需注意纠正。

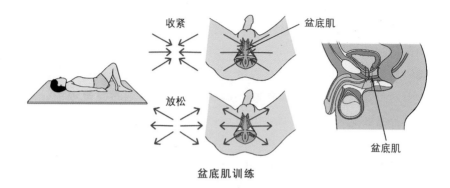

盆底肌训练

2. 性功能障碍的康复

前列腺癌患者在经过正规治疗后，可以进行适度的性生活。和谐的性生活有助于患者生活质量的提高，还能缓解其的不良情绪，促进其积极地参与疾病的治疗和康复训练。接受根治性手术的患者术后有很大概率会出现勃起功能障碍，对患者的自尊是较为严重的打击。因此，术后性功能障碍的康复不容忽视，这里简要介绍一下相关的康复建议。

（1）改善生活方式，去除相关危险因素。吸烟、饮酒、高脂血症、糖尿病、高血压等因素都可能影响患者勃起功能的恢复。因此，患者应戒烟戒酒、合理运动、控制体重，并及时治疗糖尿病、高血压等基础疾病。

（2）药物治疗。西地那非、他达拉非等药物是治疗勃起功能障碍的常见药物。它们主要是通过扩张血管平滑肌来达到改善阴茎勃起的目的的。研究发现，根治性手术治疗后的患者经过一段时间的口服药物治疗，部分患者可以较好地恢复勃起功能。患者可在医生的指导下进行药物治疗，以促进勃起功能的恢复。

（3）真空负压吸引装置。真空负压吸引装置是通过负压抽吸的方式增加阴茎海绵体的血液供应，从而促进阴茎勃起的。研究发现，长期、规律地使用真空负压吸引装置进行康复训练可以有效促进勃起功能的恢复，是一种简单、安全、有效的康复训练方式。

（4）其他治疗方式。海绵体内药物注射、阴茎假体植入术、干细胞治疗技术等对勃起功能的恢复有一定作用。但目前这类技术的应用还不普遍，仍需进一步研究。相信未来会有更多、更高效的治疗方法不断出现，以用来帮助患者。

3. 术后的体育锻炼

体育锻炼是癌症患者康复治疗中的重要一环，适度的体育锻炼可以调节体内激素水平、改善炎症状态、提高免疫力；还可以控制体重、增强肌肉力量、促进骨骼健康以及降低心血管疾病的发生；也有助于促进睡眠，减少焦虑、烦躁等不良情绪。

术后 3 个月内避免剧烈活动，以免发生继发性出血。宜进行慢走、做操、打太极拳等简单的运动，同时还要注意休息，做到劳逸结合。

手术 3 个月后可以逐步进行规律的运动。运动应循序渐进，初期可进行快步走、慢跑、跳舞等低强度的运动；随着机体功能的逐渐提高，后续可逐渐增加运动强度。运动强度不是越大越好，运动时间也不是越长越好，由于每个人的最大运动量不同，应根据自身状况量力而行，不要过度锻炼。通常建议患者每周进行至少 150 min 中等强度的有氧运动。在进行中等强度的运动时，患者可感觉呼吸、心跳加快，但此时还能说话自如；运动完成后不感觉严重疲惫，这一状态才比较适合。有氧运动的方式可根据喜好自行选择，如羽毛球、篮球、网球、游泳、长跑等。

根据自身情况调整运动方式。若因某些因素限制了体育锻炼的条件，如工作原因、身体状况等，建议因地制宜、因人而异地开展锻炼，尽可能进行适量活动，不要长时间不活动。例如，减少久坐时间，可以设定闹钟，每隔 1 h 起来在室内做简单的放松运动；工作之余尽量以步代车；卧床患者可在家属的协助下进行肢体运动。此外，患者应注意运动的相关风险，一旦运动时出现异常不适，应及时停止运动。

二、内分泌治疗后的康复

内分泌治疗是一种全身性的治疗，会显著改变身体多种激素的水平，对全身多个器官系统都会产生不良反应。不过，通常这些不良反应相对较小，并不会明显影响患者的生活质量。以下简述几种常见的内分泌治疗不良反应的预防与康复。

1. 性欲减退与性功能障碍

去势治疗后的患者，体内雄激素水平会降至极低水平，从而导致患者出现性欲减退、勃起功能障碍等情况。对于性欲减退，目前尚没有较好的治疗手段。对于采用间歇性内分泌治疗的患者，在治疗的停药期间，患者症状可能会有一定程度的改善，但在继续治疗后，症状仍会加重。对于勃起功能障碍，可参考本章中关于根治性手术后性功能障碍的康复内容，如口服药物治疗、进行真空负压吸引等。

2. 代谢性并发症与心血管并发症

雄激素水平的下降会导致机体肌肉萎缩、脂肪堆积。患者自觉体力下降、明显肥胖，甚至可出现乳腺发育。激素水平的异常还会干扰人体正常糖、脂代谢，加重患者的高血糖、高血脂，增加患者心血管疾病发生的风险。因此患者要注意控制饮食，减少油脂、精制米面的摄入量。积极的体育锻炼有助于减少脂肪堆积、控制体重。轻度乳腺发育通常无须治疗，若体积过大可进行手术予以切除。

简而言之，规律的体育锻炼、生活方式及健康的饮食习惯是预防代谢性并发症及心血管并发症的有力武器。此外，患者还应注意就诊于内分泌科、心血管内科等相关科室，监测并控制血糖、血脂、血压，使其处于相对平稳的水平。

3. 骨质疏松与骨折

随着年龄的增长，机体对钙的吸收能力减弱，骨钙流失增多，骨骼退化，容易出现骨质疏松。而在进行内分泌治疗后，骨钙流失会加重，骨质疏松会更为明显。患者出现骨质疏松后，骨质变脆，容易发生骨折，严重降低患者生活质量。

患者日常生活中要注意预防跌倒，行动不便者可配备拐杖、轮椅，避免提携、背负重物。饮食中注意钙和维生素 D 的补充，牛奶及奶制品是良好的钙质来源。维生素 D 有助于钙的吸收，一般每天适量晒太阳（在日照充足的地区，通常晒 10～30 min 即可），人体自身即可合成足够的维生素 D。不能经常晒太阳的患者，可以通过口服鱼肝油来补充维生素 D。适度的体育锻炼可以延缓骨质丢失、促进骨骼的改造重建，对骨质疏松有很好的预防及保健作用。此外，规律的体育锻炼还可以提高身体的柔韧性、协调性、灵活性，有助于预防跌倒损伤。体育锻炼应注意适度、适量，身体状况尚佳者，可进行抗阻训练，如举哑铃、仰卧起坐、俯卧撑等；身体状况一般者，可进行打太极、慢走等，避免过度锻炼造成运动损伤。患者最好能定期进行骨密度测定。骨质疏松较为严重者，需及时进行药物治疗。目前主要的治疗药物为双膦酸盐类药物，其对控制骨质疏松有较好的效果。

（范铃娟　王芳）

第十章

前列腺癌的治疗新进展及临床评价

一、基于基因检测的个体化精准医学

1. 精准医学是什么？

精准医学的定义：根据不同个体的疾病特点调整医学治疗措施。这并不意味着要为每个人开发独特的药物或治疗设备，而是指根据患者的特定疾病易感性不同、所患疾病分子生物学基础和预后不同，以及对某些治疗手段的反应不同，对患者进行分类，然后对不同类别的患者采取不同的治疗方法。以往有人误以为是能够为每一个个体设计独特的治疗手段，但从定义可以看出，精准医学仍是通过探索疾病的共性规律来治疗疾病。但其不同于以往的主要根据症状、体征、常规化验检查结果等来分类，而是从基因、蛋白质等疾病产生的分子基础层面来分类，并从这些疾病的分子机制中探索出最佳的治疗方式。简单地说，就是不再是患者得了 A 疾病就要给他用某一种药，而是要分清该患者的病到底是 A 疾病里的 A1，还是 A2、A3 等不同亚型，再根据不同亚型给予不同的药物。随着精准医学的推进，人类不断获得不同患者疾病的基因、蛋白质等信息，运用这些信息，构建疾病的大数据网络，并对这些数据进行挖掘和运用将极大地推动医学的发展与进步。

2. 肿瘤基因检测是什么？

肿瘤基因检测是指通过各种方法检测肿瘤细胞中的 DNA 分子，分析其是否存在基因缺陷或异常突变。检测的样本通常为穿刺得到的或手术切除的肿瘤组织。若无法获得肿瘤组织，也可取血液样本分析，但其准确度较低。

3. 为什么要做前列腺癌的基因检测？

前列腺癌的病因机制复杂，多种基因的异常改变都可能与其相关。随着基因组学与大数据科学的飞速发展，我们认识到即便诊断为相同分期、相同类型的前列腺癌，其肿瘤在基因分子层面也存在巨大差异。以往我们采取的是一刀切的治疗方式，即一种前列腺癌分级对应一种治疗，然而不同患者最终取得的疗效却不尽相同，其根源就在于肿瘤在基因分子上的差异。这些看似相同的病情，其实在根源并不相同，因此就不宜采用同一种治疗方式。

通过对肿瘤组织进行基因检测，我们能确定不同患者的基因组之间的差异，发现可能存在的异常致病基因，然后找到针对这些异常致病基因的靶向治疗药物，精准打击癌细胞。若发现患者体内有耐药基因改变，则可以避免使用这些药物，减轻患者的负担，再针对不同的个体制订精准治疗方案，以取得更好的疗效。同时，基因检测还可以帮助我们预测治疗效果及病情进展。若基因检测提示复发、转移的风险较高，我们可以通过积极的随访监测及辅助治疗来延缓疾病的进展、延长患者的生存时间。此外，基因检测还可以分析肿瘤的遗传风险，若发现存在遗传高风险的胚系突变，则可以让家族成员采取积极的预防措施，及早干预，有效延缓甚至避免患病。

4. 目前前列腺癌的基因检测主要关注哪些基因？

（1）同源重组修复基因。细胞的 DNA 受到各种各样外界因素的影响，不可避免地会受到损伤，同源重组修复基因主要参与同源重组修复，可以有效地修复 DNA 双链的损伤。若这些基因发生突变，则会导致同源重组修复缺陷。当前研究显示，携带同源重组修复缺陷的前列腺癌患者，可能对铂类药物化疗和多腺苷二磷酸核糖聚合酶（PARP）抑制剂较为敏感。主要的同源重组修复基因有：*BRCA1*、*BRCA2*、*ATM*、*BARD1*、*BRIP1*、*CDK12*、*CHEK1*、*CHEK2*、*FANCL*、*PALB2*、*RAD51B*、*RAD51C*、*RAD51D*、*RAD54L* 以及 *PPP2R2A* 等。

（2）错配修复基因。DNA 在复制的过程中往往会出现一些小错误，错配修复基因就是来修复这些小错误的，从而使得 DNA 的复制能够准确无误。而错配修复基因缺陷则会导致 DNA 复制过程中产生的错误不能被修复，错误会越积越多，导致基因组不稳定，可表现为复制失败或微卫星不稳定，最终导致细胞癌变。目前已经发现多种癌症与错配修复基因缺陷有关。当前研究显示，携带错配修复基因缺陷的前列腺癌患者可能对免疫检查点抑制剂较为敏感。主要的错配修复基因有 *MSH2*、*MSH6*、*MLH1* 和 *PMS2*。

（3）其他基因。*AR*、*TP53*、*PIK3CA*、*PIK3CB*、*PTEN*、*PIK3R1*、*AKT1*、*AKT3*、*CDKN1B*、*RB1*、*CCND1*、*BRAF* 等参与多种细胞信号通路相关的基因被发现与前列腺癌相关。某些靶向药物如 AKT 抑制剂，可能对携带此类基因突变的患者有一定疗效。此外，还有大量的前列腺癌相关基因在不断被发现，但是目前还缺乏相关的靶向治疗药物。

二、分子靶向治疗

1. PARP 抑制剂

PARP 是一类 DNA 修复酶，在 DNA 的损伤修复过程发挥重要作用。PARP 抑制剂通过抑制 PARP 从而抑制细胞 DNA 的损伤修复过程。

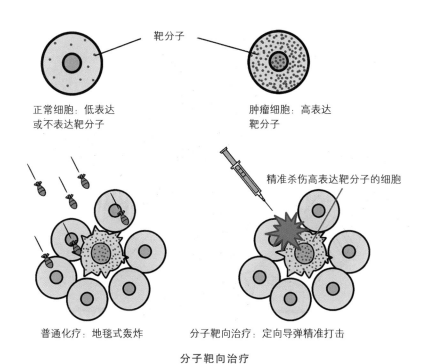

靶分子

正常细胞：低表达
或不表达靶分子

肿瘤细胞：高表达
靶分子

精准杀伤高表达靶分子的细胞

普通化疗：地毯式轰炸

分子靶向治疗：定向导弹精准打击

分子靶向治疗

　　PARP 抑制剂抗肿瘤的原理为"合成致死"效应。"合成致死"是指单独 1 个基因的缺陷不会导致细胞死亡，而 2 个或 2 个以上的基因同时存在缺陷就会导致细胞死亡。简单来说，细胞 DNA 在各种因素的作用下，会出现各种损伤，正常情况下，可通过 PARP 或同源重组修复来修复这些损伤，这两种途径任何一种单独存在缺陷，细胞仍能正常修复损伤。在肿瘤细胞中，若存在同源重组修复基因突变，同源重组修复途径不能正常工作，这些肿瘤细胞 DNA 的损伤修复则主要通过 PARP 途径，此时，若使用 PARP 抑制剂阻断 PARP 途径，就会导致肿瘤细胞的 DNA 损伤无法被修复，从而引起肿瘤细胞的死亡。

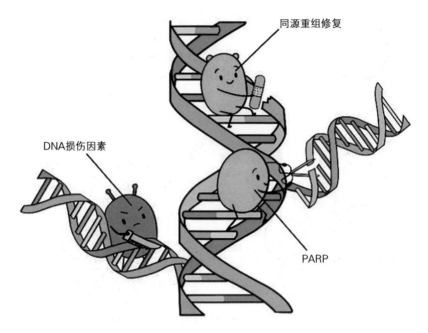

同源重组修复

DNA损伤因素

PARP

通过 PARP 与同源重组修复两种途径修复基因损伤

当前可使用的 PARP 抑制剂主要有卢卡帕尼、奥拉帕利、尼拉帕尼等。卢卡帕尼是全球首个获批用于治疗前列腺癌的 PARP 抑制剂，其被批准用于治疗经新型内分泌治疗和多西他赛化疗后疾病进展且携带有*BRCA*突变的转移性去势抵抗性前列腺癌患者。尼拉帕尼则被批准用于治疗*BRCA1*、*BRCA2*突变的转移性去势抵抗性前列腺癌患者。奥拉帕利被批准用于治疗经新型内分泌治疗后疾病进展且携带同源重组修复突变的转移性去势抵抗性前列腺癌患者。PARP 抑制剂对于存在同源重组修复基因缺陷的患者可有效控制其肿瘤进展，延长患者生存时间。

2. 放射性核素靶向治疗

（1）^{223}RaCl$_2$ 是一种靶向治疗骨转移灶的药物，该药活性成分

^{223}Ra与钙的性质类似，可像钙一样被摄取，因此具有亲骨性，尤其是在骨代谢活跃区域。^{223}RaCl$_2$可释放α粒子，将短距离内的肿瘤细胞杀死，而对周边正常细胞的损伤不大。该药是首个用于靶向治疗骨转移灶的发射α粒子的药物，在有效缓解骨相关事件的同时，其还能有效延长患者的生存时间，且副作用较小。

（2）PSMA是前列腺癌表面的一种特异性标志物，在大多数前列腺癌细胞表面高度表达。将放射性核素与靶向PSMA的配体相结合，靶向PSMA的配体能够准确地携带放射性核素与PSMA结合，随后在局部释放放射线来杀伤前列腺癌细胞，是一种优于传统放疗的精准放疗方法。

（3）^{177}Lu-PSMA-617就是一种靶向PSMA的放射性配体疗法药物，该药由^{177}Lu与PSMA-617（靶向PSMA的小分子药物）偶联而成，使得药物可精准地与表达PSMA的癌细胞相结合。其Ⅲ期临床研究结果显示可有效延长去势抵抗性前列腺癌患者的寿命，且副作用可控，为晚期前列腺癌患者带来了新的希望。

（4）TLX591是一种基于放射性核素-抗体偶联技术的放射性治疗药物，与^{177}Lu-PSMA-617所不同的是，该药是利用单克隆抗体靶向结合PSMA的。

3. AKT 抑制剂

*PTEN*基因是一种抑癌基因，具有负向调节PI3K/AKT信号通路的作用。40%～60%的转移性去势抵抗性前列腺癌患者中可发现*PTEN*的突变，其继而导致PI3K/AKT信号通路异常活化。目前认为PI3K/AKT信号通路异常活化与前列腺癌的发生、发展有关。研究显示，携带*PTEN*突变的前列腺癌患者疾病复发、转移风险高，往往预后不佳。因此，阻断PI3K/AKT信号通路可能有助于抑制前列腺癌的进展。Ipatasertib是一种AKT抑制剂，可有效阻断PI3K/AKT信号通路。当前研究显示，对于*PTEN*缺失患者，给予Ipatasertib＋阿比特龙可有效降低其疾病恶化的风险。

另一种 AKT 抑制剂 Capivasertib，经研究显示，其单药治疗转移性去势抵抗性前列腺癌无显著疗效。目前，Capivasertib 联合阿比特龙治疗*PTEN* 缺失的转移性前列腺癌的Ⅲ期临床试验正在进行中。

4. 微管蛋白抑制剂

由微管蛋白组成的微管在细胞的有丝分裂中起到重要作用，干扰微管蛋白的聚合或抑制其解聚均有可能抑制细胞的有丝分裂，从而诱导细胞凋亡。对于处于有丝分裂活跃状态的肿瘤细胞，微管蛋白抑制剂可明显促进肿瘤细胞凋亡，抑制肿瘤的进展。化疗药物多西他赛就是一种微管蛋白抑制剂，其通过抑制微管蛋白解聚而发挥抗肿瘤作用。Sabizabulin（VERU-111）是一种口服微管蛋白抑制剂，其Ⅱ期临床研究结果证明，其对转移性去势抵抗性前列腺癌患者具有较好的疗效。

三、新一代免疫治疗

免疫治疗是指激活人体免疫系统来对抗、杀伤肿瘤细胞的一种方法。免疫系统是人体内的"警察"，每时每刻都在巡逻、监视、识别并及时清除"外来入侵者"或内在的"破坏分子"。然而，癌细胞都非常狡猾，能够不断地伪装自己来躲过免疫系统的重重追捕。手术、放疗、化疗等常规治疗方式都是通过外力来直接清除或杀伤这些"破坏分子"的，而免疫治疗则不同，它并不直接针对肿瘤细胞，而是使人体自身的免疫系统能够正常识别并清除肿瘤细胞。免疫治疗往往能够产生独特的疗效，对多种肿瘤都有显著的治疗效果。

与传统非特异性增强免疫反应不同，随着对免疫系统不断深入的研究，当前免疫治疗已进入新时代，能够较为精准、持续地诱导免疫反应。

1. 免疫检查点抑制剂

免疫检查点表达于正常免疫细胞上能够抑制免疫细胞的功能，对人体内的免疫反应起到"刹车作用"，即抑制过于强烈的免疫反应，防止免疫系统"滥杀无辜"。肿瘤细胞正是利用了这一点，其表达的一些物质过度激活了免疫检查点的功能，严重抑制了机体抗肿瘤免疫应答，使其能够逃脱免疫系统的"追捕"。免疫检查点抑制剂可以抑制免疫检查点的功能，松开"刹车"，解除免疫抑制状态，重新恢复免疫系统部分功能，发挥杀伤肿瘤细胞的作用。与肿瘤相关的免疫检查点抑制剂主要有 PD-1/PD-L1、CTLA-4、Tim-3 和 LAG-3，目前研究较多的主要为 PD-1/PD-L1、CTLA-4。

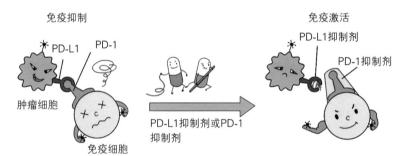

免疫检查点抑制剂治疗

免疫检查点抑制剂对多种癌症都有不错的治疗效果，然而既往多项研究发现，单一应用免疫检查点抑制剂治疗前列腺癌效果不佳，只对存在错配修复基因缺陷或高度微卫星不稳定的前列腺癌患者才有明显效果。帕博利珠单抗（俗称 K 药）目前已被批准用于此类患者。多数晚期前列腺癌患者对单一免疫治疗反应不佳，免疫检查点抑制剂联合治疗逐渐受到重视。免疫检查点抑制剂联合多西他赛化疗的Ⅱ期临床研究显示，该疗法对转移性去势抵抗性前列腺癌患者有显著的治疗效果，且安全性较佳；其后续的Ⅲ期临床研究正在进行中。免疫检查点抑制剂联合恩杂鲁胺的Ⅱ期临床试验初步结果显示，联合用药较单一免疫治疗效果有明显提高。免疫治疗联合放疗的Ⅱ期临床研究显示疗效未见明显提高。此外，PARP抑制剂联合免疫治疗的临床研究也正在进行中。

2. 前列腺癌治疗性疫苗

Sipuleucel-T是首个被FDA批准用于治疗前列腺癌的治疗性疫苗。治疗时先将患者自身抗原呈递细胞在体外活化，然后再输回患者体内，活化后的细胞可有效激活患者自身T细胞免疫反应，发挥杀伤肿瘤细胞的作用。其Ⅲ期临床研究结果显示，所有接受Sipuleucel-T治疗的患者都有较好的生存获益，对于肿瘤负担较轻的患者，可有效延长其寿命1年以上。真实世界研究显示，Sipuleucel-T联合新型内分泌治疗药物如阿比特龙或恩杂鲁胺，可显著降低患者的死亡风险。另一种前列腺癌治疗性疫苗PROSTVAC，它的Ⅱ期临床研究显示其有效延长了晚期前列腺癌患者的生存时间长达8个多月，然而其Ⅲ期临床研究结果在不同患者中诱导的免疫效果不佳，尚需后续研究证实其疗效。

四、如何看待前列腺癌的药物临床试验？

药物临床试验是指任何在人体（患者或健康志愿者）进行的药物的系统性研究，以证实或发现试验药物的临床、药理和（或）其他药效学方面的作用、不良反应和（或）吸收、分布、代谢及排泄，目的是确定试验药物的疗效和安全性。简而言之，药物在被大众所使用之前，需要经过一系列研究来证明其是否真正安全、有效，只有通过这一试验的药物才能被正式投入市场使用，没有通过药物临床试验的是无法被批准进入市场的。药物临床试验类型见表10-1。

表 10-1 药物临床试验类型

类型	目的	招募人群类型	招募人群数量
Ⅰ期临床试验	初步评估药物在人体的安全性及剂量范围等	一般为健康志愿者	数十人
Ⅱ期临床试验	初步评估药物在人体的疗效及安全性	多个医疗中心的特定疾病患者	几十至上百人
Ⅲ期临床试验	进一步评估药物的安全性和疗效	大规模、多中心的特定疾病患者	几百至上千人
Ⅳ期临床试验	上市后监测药物的疗效及不良反应	大范围的相关疾病患者	2 000 人以上

当前，越来越多的新型前列腺癌治疗药物不断被研发出来，为了确定这些药物的疗效及安全性，每年都会开展大量药物临床试验。这些试验性药物可能会产生很好的效果，也可能无效果，甚至可能对患者造成不良影响。需要说明的一点是，药物临床试验绝不是让受试者充当"小白鼠"。药物临床试验的宗旨是保护受试者的安全、健康和权益，目的是探索比现有方法更安全、有效、副作用更小的治疗方法。试验过程中不会为了试验结果，而罔顾患者病情的进展。临床试验的全过程都必须是自愿的，无论出于何种原因，只要受试者本人拒绝继续进行下去，其随时都可以退出试验。因此，对于晚期前列腺癌患者来说，选择参与药物临床试验是一种重要的治疗手段，尤其是对于转移性去势抵抗性前列腺癌患者，由于已对大量药物产生耐受，甚至无药可用，参与药物临床试验可能会给患者带来一线生机。需要注意的是，在选择参加药物临床试验时，要准确认识可能存在的风险与获益，充分权衡利弊，慎重选择。

知识小课堂

药物研发的过程

药物研发包括临床前研究、临床研究、审批上市、上市后研究。临床前研究主要是在实验室进行药物的合成、筛选、动物试验等。经过完善的动物试验评估药物的安全性和有效性后，药物才能进行人体试验（即临床试验）。临床试验分为Ⅰ期、Ⅱ期、Ⅲ期试验，通过Ⅲ期临床试验后，药物才可进行审批、上市。上市后的药物，还要继续监测（即Ⅳ期临床试验），药物若在Ⅳ期临床试验中被发现存在新的问题，可能会被要求停止使用。

（朱云鹏　李星）